级名老中医药专家经验集

魏教授肾病中医临床经验集

WEI JIAOSHOU SHENBING ZHONGYI LINCHUANG JINGYANJI

申涛　罗勤 ◉ 主编

四川科学技术出版社

图书在版编目（CIP）数据

吴巍教授肾病中医临床经验集／申涛，罗勤主编.
成都：四川科学技术出版社，2024.12. --（国家级名
老中医药专家经验集）. -- ISBN 978-7-5727-1652-2

Ⅰ. R256.5

中国国家版本馆 CIP 数据核字第 2025NP1640 号

国家级名老中医药专家经验集

吴巍教授肾病中医临床经验集

WUWEI JIAOSHOU SHENBING ZHONGYI LINCHUANG JINGYANJI

主　　编　申　涛　罗　勤

出 品 人　程佳月
策划编辑　杜　宇
责任编辑　王星懿
校　　对　刘珏伶
责任出版　欧晓春
出版发行　四川科学技术出版社
　　　　　成都市锦江区三色路 238 号　邮政编码 610023
　　　　　官方微博：http://weibo.com/sckjcbs
　　　　　官方微信公众号：sckjcbs
　　　　　传真：028-86361756
成品尺寸　185mm × 260mm
印　　张　10
字　　数　200 千
封面设计　众芯源设计
印　　刷　四川川林印刷有限公司
版　　次　2024 年 12 月第 1 版
印　　次　2025 年 5 月第 1 次印刷
定　　价　58.00 元

ISBN 978-7-5727-1652-2

邮　　购：成都市锦江区三色路 238 号新华之星 A 座 25 层　邮政编码：610023
电　　话：028-86361758

■ 版权所有·翻印必究 ■

本书编委会

顾　问　吴　巍

主　编　申　涛　罗　勤

副主编　杨　冰　刘　真　杨　琳　许东贤

编　委（排名不分先后）

文皑巍　申　涛　龙　琴　许东贤

刘　真　杨　琳　周发明　罗　勤

欧源术　侯昱昊　童　欣　杨　冰

邓延莉

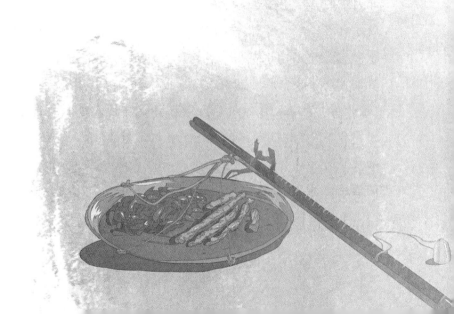

吴巍教授简介

吴巍教授毕业于成都中医药大学，师承于首届"四川省十大名中医"吴康衡教授。全国名老中医药专家第五批和第六批师带徒导师，中国中西医结合学会肾脏疾病专业委员会委员，四川省中医委员会委员，四川省中西医结合学会肾病专业委员会副主任委员，四川省中医药学会肾病专委会委员。从事中医临床工作四十余年，对中医药治疗各类慢性肾脏病，特别是慢性肾衰竭、难治性肾病、紫癜性肾炎、IgA 肾病、糖尿病肾病等疾病，具有独到见解和丰富的经验。吴巍教授在发现难治性肾病具有反复发作，病程持久，以及因激素、细胞毒性药物应用会生出各种中医临床变证等疾病特点下，结合中医经典理论，在诸多矛盾中将病机总结为水毒交攻、痰瘀互结及精竭阳衰。在治疗上从中医"顽证从痰""怪病多痰""久病入络"之理着眼，提出难治性肾病"消痰软坚""化瘀通络"的治则新思路，形成了"活血化瘀为基础，辨证论治为原则"的理论体系，体现了辨病与辨证、微观与宏观、整体与局部相结合的中西医结合治疗肾病的思维模式。

吴巍教授先后承担四川省科技厅科技成果转化资金项目课题"利肾胶囊治疗难治性肾病的新药开发研究"、四川省中医药管理局课题"慢性肾功能衰竭重大疾病防治方案"等科研项目 20 余项。作为课题负责人承担国家"十五"攻关计划中的"名老中医学术思想、经验传承研究"课题，整理名老中医吴康衡的成才之路、学术思想、临证思辨及典型医案、典型病例的诊疗过程、舌象图片等宝贵资料，进行传承教学。负责四川省中医药管理局项目"利肾胶囊治疗难治性肾病综合征临床研究"，并指导制订了"难治性肾病综合征诊疗规范"及"慢性肾功能衰竭诊疗规范"等 5 种单病种诊疗方案。将数十年的经验方"韦贵利肾合剂""地桂安肾合剂""贞杞滋肾合剂"等运用于临床治疗难治性肾病，效果显著。著有学术专著 2 部，公开发表《吴康衡教授外感热病泛精气神七纲证治论》等 20 余篇论文。

前言

肾病的终极不良转归属当今世界性难题，中医治疗颇具优势和特色。吴巍教授从肾脏解剖、生理、病理的特点出发，与中医三因、脏象和病机学说相结合，紧环肾病三大特点：一是肾脏具有巨大潜力，二是肾病缓慢持续发展，三是生物学上的不可逆性；通过丰富的临床经验和敏捷的思维，以大量的临床病例，显示出中西医结合治疗肾病具有的明显优势，大大提高了肾病的治疗缓解率。同时对维护患者的肾功能、改善患者的生活质量都有积极作用。因此希望通过总结吴巍教授的经验并在临床推广，造福广大肾病患者。

为更深入地继承发扬吴巍教授的中医肾病临床思维和经验，其传承工作室成员合作完成了本书的编写。全书记录了吴巍教授在慢性肾炎、肾病综合征、慢性肾衰竭、紫癜性肾炎、糖尿病肾病等肾病的诊疗理论体系及方药、常用中药及临床验方研究。

本书病案出自吴巍教授在不同时间、不同医院收治的真实病例，故病案书写格式有不同要求，为了反映病案真实性，本书编写格式未严格统一。

希望本书的出版能为更多的读者和医务工作者提供有实用价值的名老中医药专家临床学术经验。本书虽经全体编写人员的通力合作，数易其稿，也难免有疏漏之处，敬请同道批评指正，并提出宝贵意见，以便修订提高。

本书的出版得到了全国名老中医药专家吴巍传承工作室全体成员的辛勤付出，在此一并致谢。

编　者

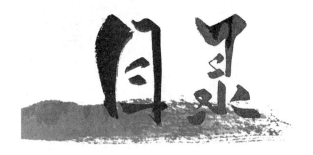

绪 论

肾病，通常指肾脏疾病的统称。它包括各种类型的肾脏疾病，如急性肾炎、慢性肾炎、肾结石、肾囊肿等。肾病的分类方式多样，可以根据病因、病理生理学特点、临床表现分类。常见的肾病包括急性肾炎、慢性肾炎、肾病综合征、肾囊肿等。肾病既包括急性病症，也包括慢性病症，而这其中慢性肾脏病因其高发病率、高致残率、高医疗费用、症状隐蔽、合并症多、防治困难以及社会关注度高等方面，成为肾病临床治疗中的重点和难点。因此在有关肾病临床治疗和研究中主要针对的也是慢性肾脏病。

慢性肾脏病（CKD）是以原发性或继发性肾脏损伤为特征的一类临床常见综合征。除了急性肾脏病，其他肾脏病都可以归于慢性肾脏病的范畴，例如肾小球肾炎、高血压肾病、肾盂肾炎、糖尿病肾病、狼疮性肾炎、紫癜性肾炎、多囊肾等。其临床表现各不相同，但多具有血尿、蛋白尿、水肿，伴或不伴肾功能减退。本病起病缓慢、隐匿，因发病原因不同其病情进展程度各不相同，病情迁延可致肾功能损害、减退，最终可发展成为肾功能不全，甚至尿毒症，是临床上常见但难治的慢性疾病。改善全球肾脏病预后组织（KDIGO）将慢性肾脏病定义为肾脏损伤或肾小球滤过率（GFR）<60 mL/min，时间>3个月；并根据 GFR 值将慢性肾脏病分为五期：Ⅰ期为肾损伤，GFR 正常或增加，≥9 mL/min；Ⅱ期为肾损伤，GFR 轻度下降，60~89 mL/min；Ⅲ期为 GFR 中度下降，30~59 mL/min；Ⅳ期为 GFR 严重下降，15~29 mL/min；Ⅴ期为肾衰竭，GFR<15 mL/min。一项研究在 2009 年 9 月—2010 年 9 月进行了中国成年人慢性肾脏病患病率横断面调查，结果显示中国成年人中慢性肾脏病的患病率为

10.8%，由此估计中国成年人中约有1.2亿慢性肾脏病患者。慢性肾脏病患者人数逐年递增，发病年龄也日趋年轻化，近年来成为中西医共同研究的热点难题。现代医学对慢性肾脏病的治疗主要为治疗原发病、防治严重并发症等，对于慢性肾脏病的早、中期及肾功能的进行性恶化并无较好的治疗手段。血管紧张素转换酶抑制剂（ACEI）和血管紧张素Ⅱ受体拮抗剂（ARB）类药物对慢性肾脏病蛋白尿的治疗作用有限，大剂量激素、细胞毒性药物和免疫抑制剂等药物的应用疗效甚微，且副作用较大，而慢性肾衰竭尿毒症期则以透析和肾移植为治疗手段，给国家和患者带来了巨大的经济负担，也影响了患者的生活质量。中医学在治疗慢性肾脏病的早、中期具有明显的优势，许多名老中医对于本病的治疗有独到的见解和丰富的经验。故研究名老中医对慢性肾脏病的治疗经验具有重要的意义。在治疗慢性肾脏病方面，吴巍教授的中医药治疗颇具优势和特色，其丰富的临床经验和敏捷的思维，既体现了中医辨证论治的特点，又融合了现代医学辨病的原则，将辨证与辨病相结合，提高了临床疗效，改善了患者的生活质量。

第一章　肾病临床经验

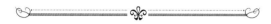

第一节　慢性肾小球肾炎

慢性肾小球肾炎简称慢性肾炎，是由多种原因引起的、不同病理类型组成的原发于肾小球的一组疾病。本病进展缓慢，病程绵长，以蛋白尿、血尿、水肿及高血压为其基本临床表现，可伴有不同程度的肾功能损害。本病与中医学的"石水"相似，可归属于"水肿""虚劳""腰痛""尿血"等范畴，主要是由先天禀赋不足、劳倦过度、饮食不当等因素引起肺、脾、肾虚损，常因外感风、寒、湿、热之邪而发病。本病病位在肾，与肺、脾相关，其病理基础在于脏腑的虚损。本病为本虚标实之证，本虚常见于脾肾气虚、脾肾阳虚、肝肾阴虚、肺肾气虚和气阴两虚；标实多为湿、瘀、浊。正气亏虚为内因，外感风寒、湿热之邪为外因，内外互因，以致气血运行失常、三焦水道受阻，继而形成瘀血、湿热、水湿、湿浊等内生之邪，此内生之邪（尤其是湿热和瘀血）又成为重要的致病因素，损及脏腑，如此虚虚实实形成恶性循环。吴巍教授认为，慢性肾脏病缠绵难愈，在诸多矛盾中，将主要矛盾用中医理论归结为水毒交攻、痰瘀互结及精竭阳衰三方面。湿热由来，不外乎外感与内生两个方面，三焦决渎无权、湿热毒邪侵犯人体分别为湿热来源之内外因，湿郁化热、热积成毒，酿成"热毒内攻"之重症，水湿与热毒交相为害，故水毒交攻为慢性肾炎治疗第一大难点。水痰同源，当肾病反复发作，水湿内停日久不去，则凝为顽痰，痰浊一旦生成，则复成为一种致病因子，注之于脉，则可壅塞脉道、碍气滞血，出现痰夹血瘀之证。《血证论》阴阳水火气血论说："水火气血固是对立，然而相互维系。故水病而累血……瘀血化水，亦发水肿，是血病而兼水也。"说明水病可致血瘀，而血瘀亦可导致水病，故痰瘀互结为慢性肾炎治疗第二大难点。肾虚的本质是肾的精气不足，是肾脏病发病的病理学基础。慢性肾炎患者长期血尿及蛋白尿，当责之于"肾气不足，精关不固，闭藏失职，精气外泄"。蛋白质属精，精血同源，精亏血少，终致气、血、精皆虚，故精竭阳衰为慢性肾炎治疗第三大难点。

病案1

代某，男，45岁，职员，四川乐至人，2020年6月30日初诊。

主诉：反复腰痛5月。

病史：5月前，患者无明显原因出现腰部酸痛，无恶寒发热，无尿频、尿急，无肉眼血尿，无行走障碍，无放射性疼痛，未经治疗和检查。2月前患者到我院查尿常规，提示尿蛋白（+），尿隐血（+）。腹部B超提示双肾尿酸盐结晶。空腹血糖为6.5 mmol/L。肾功能正常。诊断为"慢性肾炎"，予以保肾对症治疗（具体用药不详），后患者腰部酸痛症状反复发作，为进一步治疗，患者至我院门诊就医，就诊症见：疲倦乏力，时感腰部酸胀，咽部疼痛，无颜面、四肢水肿，无肉眼血尿，饮食、睡眠均可，二便调。舌红，苔黄腻，脉滑。

辅助检查：尿常规示尿蛋白（+）。

西医诊断：慢性肾炎；上呼吸道感染。

中医诊断：石水。

辨证：风热袭肺，湿毒内蕴。

治法：祛风清热利湿。

方药：

牛蒡子10 g	射干10 g	金银花30 g	白花蛇舌草30 g
甘草4 g	制大黄10 g	海藻15 g	僵蚕15 g
陈皮10 g	灵芝30 g	皂角刺30 g	莪术15 g
夏枯草10 g	姜黄10 g	虎杖30 g	石韦30 g
黄芪15 g			

煎服法：水煎服，每日1剂，共8剂。

二诊：服药后患者上呼吸道感染已好转，余症如前。脉细，舌质淡，苔薄腻。此时气血两虚、湿瘀内阻，治拟健脾补肾、益气养血，解毒化痰、泄浊利湿为法。

方药：

黄芪 30 g	生地黄 20 g	灵芝 30 g	僵蚕 10 g
乌梢蛇 6 g	甘草 4 g	虎杖 30 g	姜黄 10 g
制首乌 20 g	猫爪草 30 g	夏枯草 10 g	莪术 15 g
白术 15 g	皂角刺 30 g	陈皮 10 g	当归 10 g

煎服法：水煎服，每日1剂，共8剂。

随访：1个月后电话随访，诸症均消失。

【按语】慢性肾炎病程中变化多端，但本虚与邪实这一对病机始终贯穿在病程中，有时以邪实为主，有时以本虚为主，辨证须掌握病情标本，权衡轻重缓急，按"急则治其标，缓则治其本"的原则进行治疗。"急则治其标"的标在病程中以邪实为主，临床上称之为"增恶因素"，大多以外邪引发的发热及咳嗽、咽痛等呼吸道症状为主症状。《济生方》："夫血之妄行也，未有不因热之所发，盖血得热则淖溢。"患者湿热内蕴扰肾，损伤血络，迫血妄行，故对此患者在外感明显时施用祛风清热利湿之法，药用牛蒡子、射干、金银花等。二诊缓则治其本，予以健脾补肾、益气养血，兼解毒化瘀、泄浊利湿法，药用黄芪、生地黄、灵芝、僵蚕、乌梢蛇、虎杖、姜黄、制首乌、猫爪草、夏枯草、莪术、白术等。温肾与滋肾交替为用，以防阴阳偏颇；使用活血化瘀药，防肾小球硬化，并防治血液高凝状态，此治法与中医"久病多瘀""久病入络"之理相合，病证结合，颇具优势。

病案2

付某，男，50岁，干部，四川资阳人，2018年6月29日初诊。

主诉：反复查见蛋白尿和镜下血尿4年余。

病史：4年前，患者体检发现蛋白尿和镜下血尿，不伴发热恶寒，不伴腰部疼痛，不伴尿频、尿急、尿痛等症状，到四川大学华西医院做肾穿刺活检，示IgA肾病。到我院门诊间断口服中药及血尿安胶囊治疗，镜下血尿在（＋）～

（++），尿蛋白转阴；今日于我院门诊查尿常规示：红细胞（++），手工蛋白定性（++）。症见：神清，精神欠佳，腰痛，口干，五心烦热，纳食欠佳，眠可，大便干。舌红，边有瘀点，苔黄腻，脉弦。

辅助检查：尿常规示红细胞（++），手工蛋白定性（++）。

西医诊断：IgA 肾病。

中医诊断：尿血。

辨证：气阴亏虚夹瘀。

治法：益气滋阴，通络活血。

方药：六味地黄丸合二至丸加减。

太子参 30 g	生地黄 15 g	牡丹皮 15 g	泽泻 15 g
烫水蛭 15 g	川芎 15 g	茜草 15 g	连翘 15 g
马齿苋 15 g	茯苓 15 g	金樱子肉 15 g	女贞子 15 g
墨旱莲 15 g	芦根 15 g	地龙 15 g	

煎服法：水煎服，每日 1 剂，共 8 剂。

二诊：诉腰痛好转，口干、烦热减轻，纳差。舌淡，边有瘀点，苔白腻，脉滑。尿常规示红细胞（+），手工蛋白定性（++）。

方药：参苓白术散加减。

党参 25 g	白术 15 g	白扁豆 15 g	陈皮 15 g
莲子 15 g	山药 15 g	砂仁 15 g	薏苡仁 15 g
桔梗 15 g	烫水蛭 5 g	地龙 15 g	川芎 15 g
荷叶 15 g	女贞子 15 g	盐桑螵蛸 15 g	

煎服法：水煎服，每日 1 剂，共 8 剂。

三诊：患者口干、烦热明显减轻，纳可。舌淡，边有瘀点，苔白，脉滑。尿常规示红细胞（+），手工蛋白定性（+）。守上方继服 8 剂。

随访：1 个月后电话随访，患者诸症均消失，尿隐血、尿蛋白转阴。

【按语】本病病位在肾，与肺、脾关系密切。本病为本虚标实之证，肺脾肾亏虚为本，其中气虚最为关键；风、湿、热、瘀为标，其中湿热与瘀血是最重要的病理产物。吴巍教授指出：IgA 肾病气阴两虚表现为先天禀赋不足或劳烦过度导致肝、脾、肾三脏亏损，或肝肾阴亏，阴虚日久则生内热，热久必耗气，以致气阴两伤；或脾肾气虚，精微物质摄入及输布失常，久则气阴两伤。IgA肾病以血尿为主要表现，血尿日久迁延不愈者临床多表现为气阴两虚证。血乃水谷精微化生而成，病程迁延必气虚体弱，阴血外泄必耗气伤阴，故治疗以益气滋阴，通络活血为主。方中太子参、生地黄为君药，太子参益气补脾，生津润肺，有清补之效，生地黄清热养阴，生津凉血，两药相须共奏益气养阴之效。牡丹皮、茯苓、泽泻为六味地黄之三泻，以疏泄之性而助君药扶气益阴之功；川芎、地龙、烫水蛭行气活血，逐瘀通络，祛瘀而不伤血；女贞子、墨旱莲组成二至丸结构，补益肝肾，滋阴止血，以上共为臣药。佐以茜草、连翘、马齿苋、芦根，四者合用，清热解毒，凉血止血；金樱子固精缩尿，收敛止血。纵观全方，活血、止血、养阴、益气之药并用，以益气滋阴，通络活血为主，活血不伤正，止血不留瘀，共阻肾络离经之血，共消气阴两虚之虞。全方在药物选择上，药性平和，以免药性偏嗜，峻猛伤身。二诊时患者阴虚内热之证减轻，纳差、舌淡等气虚之象仍存。朱丹溪在《丹溪心法》中指出："因脾虚不能制水，水渍妄行，当以参术补脾，使脾气得实，则自健运，自能升降，运动其枢机，则水自行，非五苓、神佑之行水也，宜补中、行湿、利小便，切不可下。"故以参苓白术散为主方以益气健脾，续用前方烫水蛭、地龙、川芎行气活血，逐瘀通络，女贞子、盐桑螵蛸补益肝肾，滋阴养血，固摄收敛。肾阴虚是本病发病及病机演变的关键环节，疾病中后期，多数患者会出现多脏虚损，临床上多见肝肾亏虚、脾肾亏虚。全面了解病情，掌握病机，准确辨证，及时调整用药，才能获得良好治疗效果。

病案3

黄某某，男，65岁，农民，四川彭州人，2016年5月4日初诊。

主诉：反复腰痛4年，下肢水肿加重半年。

病史：4年前，患者无明显原因出现腰酸痛，无恶寒发热，无肉眼血尿，未经治疗和检查。3年前患者于外院查尿常规：尿蛋白（++），尿隐血（+），肾功能正常。诊断为"慢性肾炎"，予以保肾对症治疗（具体用药不详），后患者腰部酸痛症状反复发作。半年前患者下肢水肿较前加重，时有晨起颜面部水肿。为进一步治疗，患者至我院门诊就诊。症见：疲倦乏力，腰膝酸软，双下肢水肿，畏寒肢冷，纳差，咳嗽，痰多，大便稀溏。舌胖淡，有齿痕，苔白腻，脉沉细。

辅助检查：尿沉渣检查显示红细胞 186.13/μL、尿隐血（++）、尿蛋白（++）。

西医诊断：慢性肾炎。

中医诊断：石水。

辨证：脾肾阳虚证。

治法：温补脾肾，利水消肿。

方药：

熟地黄 30 g	山茱萸 15 g	牡丹皮 15 g	山药 15 g
茯苓 15 g	泽泻 15 g	肉桂 15 g	附子 20 g
牛膝 20 g	车前子 15 g	当归 15 g	烫水蛭 10 g
葶苈子 30 g	大枣 10 g		

煎服法：水煎服，每日 1 剂，共 8 剂。

二诊：乏力、腰膝酸软、双下肢水肿好转，咳嗽减轻，余未诉特殊不适，大便可。尿沉渣检查显示红细胞 79.00/μL、尿隐血（+）、尿蛋白（+）。方效不更，继续口服 8 剂。

随访：两月后电话随访，诸症均消失，尿沉渣检查显示尿隐血、尿蛋白转阴。

【按语】慢性肾炎，这一病症虚实交织，病因繁多。它多因外邪侵袭，内因脏腑气血耗损所致。在外部因素中，久居潮湿阴冷之地，过度食用生冷油腻之品，导致脾虚湿困，运化功能减弱，时日一长，寒湿内生，伤及肾阳。此外，湿热内蕴，长期损伤脾胃气机，使得脾胃升降功能失调，肾的摄纳功能受阻，进而损伤肺脾肾三脏，脏腑功能失调，通调失常，运化无权，开阖不利，导致水谷精微无法运化，津液布散受阻，水液潴留，从而引发水肿。同时，水谷精微失于摄纳，则可见蛋白尿。《黄帝内经》中提到"肾主水""肾主封藏""肾为胃之关""肾主脏腑气化"，这说明了肾脏与津液代谢的紧密关系。若肾脏功能失调，封藏及气化作用失衡，则会导致水液运输障碍，水液聚积，从而引发水肿。在慢性肾炎的治疗过程中，健脾与补肾的相互协同作用显得尤为重要。通过调理脾胃，增强脾的运化功能，有助于提升肾的摄纳和封藏作用，从而改善肾脏的功能。反之，肾功能的恢复也能促进脾的健运，两者相辅相成，共同维护人体的水液代谢平衡。针对该患者首诊时的症状，我们采用了温补脾肾、利水消肿的治疗原则。选用具有温阳散寒、健脾益肾的中药，如附子、肉桂、茯苓等，以温补脾肾阳气，促进水液代谢，消除肢体水肿。同时，配伍具有活血化瘀、利水消肿的中药，如烫水蛭、泽泻等，以改善血瘀和湿浊的病理状态，防止病情进一步发展。经过一段时间的治疗，患者的水肿症状明显减轻，畏寒肢冷的情况也得到了改善，大便逐渐成形，舌苔脉象也有所好转。这说明我们的治疗方案是有效的，患者的脾肾阳虚和水湿内停的状况得到了明显的改善。然而，慢性肾炎是一种缠绵反复的疾病，不易彻底治愈。因此，在后续的治疗过程中，我们需要继续坚持健脾补肾的治疗原则，同时根据患者病情的变化，灵活调整治疗方案，以达到更好的治疗效果。

病案4

李某某，女，29岁，职员，四川南充人，2018年8月30日初诊。

主诉：发现蛋白尿及镜下血尿8年余。

病史：8年前，患者在体检时发现小便中有蛋白质及红细胞，无尿频、尿急、尿痛，无肉眼血尿，无发热恶寒，无颜面及双下肢水肿，无腰酸、腰痛等症状，血压正常。在当地医院予以口服黄葵胶囊、双嘧达莫对症治疗后复查，显示尿蛋白维持在（±）~（++）。去年9月，患者因生育后蛋白尿加重，在我院服用中药治疗。3天前患者受凉后出现咽痛，腹胀，肢体酸胀不适，门诊尿沉渣检查示红细胞126.5/μL，尿隐血（++），尿蛋白（++）。就诊症见：神清，咽痛，腹胀，胸脘痞闷，咳嗽，肢体酸胀，无肉眼血尿，无恶寒、发热，无头晕、头痛，纳可，眠一般，二便常。舌红，苔黄腻，脉细弦。

辅助检查：尿沉渣检查示红细胞126.5/μL，尿隐血（++），尿蛋白（++）。

西医诊断：慢性肾炎。

中医诊断：石水。

辨证：脾肾气虚，湿热内蕴。

治法：清热利湿，凉血止血，疏风解表，化痰通络。

方药：

党参15 g	酒黄芩15 g	滑石15 g	绞股蓝15 g
白花蛇舌草15 g	烫水蛭5 g	荷叶15 g	炒决明子15 g
石韦15 g	茜草15 g	炒槐米15 g	玉竹15 g
白茅根20 g	白及10 g	薄荷15 g	藿香15 g

煎服法：水煎服，每日1剂，共8剂。

二诊：患者肢体酸胀缓解，小便颜色较前变浅，咽痛明显减轻，腹胀、脘闷、咳嗽等症状好转，乏力，舌淡，苔白黄，脉细。尿常规显示红细胞38.4/ μL，尿隐血（+），尿蛋白（+）。

方药：

太子参30 g	黄芪20 g	栀子15 g	烫水蛭5 g
绞股蓝15 g	山楂15 g	决明子15 g	金银花15 g
僵蚕15 g	白花蛇舌草15 g	生石膏15 g	蝉蜕10 g
秦艽15 g	防风15 g	荷叶15 g	连翘15 g
茯苓15 g			

水煎服，每日1剂，共8剂。

三诊：患者精神可，纳可，未诉特殊不适，舌淡，苔薄黄，脉细。尿常规显示红细胞25.4/ μL，尿隐血（±），尿蛋白（±）。方效不更，继续口服8剂。

随访：1个月后电话随访，患者诸症均消失，尿沉渣隐血、尿蛋白转阴。

【按语】患者反复镜下血尿达8年，属慢性肾炎的"风水肿"范畴。《素问·经脉别论》所述："饮入于胃……五经并行"，故可见肺、脾、肾三脏在精微物质的产生、运行和保存方面起着举足轻重的作用，相互协调，方不漏泄。唐容川在《血证论》中作了不同的阐释："血与水本不相离……亦为水肿"，由此可认为患病日久，可出现瘀血的表现，瘀阻肾脏，精气不能畅流，外溢而成蛋白尿。患者每次复发都有外感或风热乳蛾，故急性发作时以治疗湿热内蕴之标为主，予以疏风、清热、利咽之品，但是，急性期标证有所缓解时，脾肾气虚之本证则需顾及。首次就诊时患者外感，具有咽痛、腹胀、胸脘痞闷、肢体酸胀、舌红、苔黄腻、脉弦滑等一派湿热内蕴之象，故治疗以清热利湿，凉血止血为主，兼以疏风解表，化瘀通络。方中酒黄芩、滑石、白花蛇舌草清热利湿；石韦、茜草、炒槐米、白茅根、白及凉血止血；玉竹、荷叶、绞股蓝，清热生津，养阴益气；薄荷、藿香疏风解表；炒决明子清热通便；烫水蛭通络活血。纵观整方，清热利湿而不耗伤阴津，凉血止血而不伤血留瘀，清脏腑之里热而不忘解卫外之表证。服药后患者症状得到明显好转，尿沉渣检查示红细胞、尿隐血、尿蛋白等指标也有明显下降。二诊时患者急性期标证有所缓解，舌淡、苔白、脉细提示存在本虚之证。治疗上除继续予以清热利湿外，切不可忘补脾肾之根本。太子参、黄芪、茯苓、防风益气健脾，补益肺肾，补里虚之根本，同时固表卫外，增强免疫力，预防复发；荷叶、绞股蓝，生津清热；连翘、栀子、金银花、白花蛇舌草、生石膏清热利湿；烫水蛭、僵蚕善走力专，秦艽、蝉蜕通络疏经，共逐经络之顽瘀。以上诸药，共奏健脾补肾、清热通络之功效。服药后患者病情改善显著。在中医临床实践中，只有不断挖掘中医精髓，临床辨证准确，遣方用药得当，才能提高疗效。

病案5

李某，女，42岁，职员，四川达州人，2020年10月12日初诊。

主诉：发现蛋白尿及镜下血尿5年余。

病史：5年前，患者在体检时发现尿中有蛋白质及红细胞，无尿频、尿急、尿痛，无肉眼血尿，无发热恶寒，无颜面及双下肢水肿，无腰酸、腰痛等症状，血压正常。至南方医科大学南方医院，肾穿刺活检提示IgA肾病。未使用激素及细胞毒性药物。口服黄葵胶囊、双嘧达莫等对症治疗后复查尿常规，尿蛋白维持在（±）~（++）。1年前，患者劳累后蛋白尿加重，在我院服用中药治疗。就诊症见：疲倦乏力，咽部不适，腰膝酸软，无肉眼血尿，无恶寒发热，无头晕头痛，纳可，眠一般，二便常。舌红，苔黄，脉滑数。

辅助检查：南方医科大学南方医院做肾穿刺活检提示IgA肾病。

西医诊断：IgA肾病。

中医诊断：肾风。

辨证：热毒扰肾。

治法：清热解毒，利水除湿。

方药：银翘马勃散加减。

连翘 20 g	金银花 15 g	射干 15 g	蒲公英 15 g
淡竹叶 15 g	藕节 15 g	白茅根 15 g	贯众 15 g
大蓟 15 g	鱼腥草 20 g	石韦 15 g	

煎服法：水煎服，每日 1 剂，共 6 剂。

复诊：全身酸痛乏力缓解，小便颜色较前变浅，咽部轻微疼痛。舌淡，苔白黄，脉细。尿常规示尿蛋白（+），红细胞 0~2 个/HPF，白细胞 0~2 个/HPF。治以清热解毒，利水除湿。

方药：银翘马勃散加减。

淡竹叶 15 g	连翘 15 g	栀子 15 g	佩兰 15 g
白茅根 15 g	鱼腥草 25 g	白花蛇舌草 15 g	藕节 15 g
马勃 15 g	射干 15 g	牡丹皮 15 g	通草 10 g

煎服法：水煎服，每日 1 剂，共 6 剂。

随访：1 个月后电话随访，患者诸症均消失，尿沉渣检查示尿隐血、尿蛋白转阴。

【按语】患者反复血尿达 5 年，属慢性肾炎的"风水肿"范畴，复发时为劳累后，故治疗均以疏风、清热、利咽之品。但是，中医外感都以风邪为先，热兼夹他邪，而且四季有别，有谓"而风之用有殊：春风自上而下，夏风横行空中，秋风自下而上，冬风刮地而起"，故治疗上呼吸道感染时中医应辨为四时感冒，季节不同，药用疏解之品各有所异，方能起效。吴崑在《医方考》中云："下焦之病，责之湿热。"湿为阴邪，重浊黏滞，易袭阴位，而肾居下焦，与肾同气相求。慢性肾脏疾病因外感而时有反复者，湿热为致病之关键，当细辨之。后应健脾补肾以治其本。对于临床治疗急慢性肾炎，只要临证出现某经主证，就可确诊为某经病，而随经出治用药，即可获得预期疗效。如病在太阳者，以汗为法；阳明者施以清、下；少阳者当和解；太阴者，当温脾散寒除湿；少阴者依其寒化热化之异，分别治以温阳、育阴；厥阴者，寒热并用等，莫不随手取效。当然，"仲景六经为百病立法，非为伤寒一病立法"。在中医临床实践中，应不断挖掘中医精髓，临床辨证准确。遣方用药得当，疗效自然显著。

病案 6

王某，男，43 岁，干部，四川泸州人，2017 年 6 月 2 日初诊。

主诉：反复腰痛伴下肢水肿 1 年。

病史：1 年前，患者无明显原因出现腰酸痛，伴双下肢轻度水肿，无恶寒发热，无肉眼血尿，未经治疗和检查。2 个月前患者到我院查尿常规，提示尿蛋白（++），尿隐血（+）。腹部 B 超示双肾尿酸盐结晶。肾功能正常。诊断为"慢性肾炎"，予以保肾对症治疗（具体用药不详），后患者腰部酸痛症状反复发作，为进一步治疗，患者至我院门诊就诊。症见：疲倦乏力，时感腰部酸胀，双下肢水肿，畏寒肢冷，纳差，大便不成形。舌胖淡，有齿痕，苔白腻，脉沉细。

辅助检查：尿沉渣检查示红细胞 104.00/μL、尿隐血（++）、尿蛋白（++）。

西医诊断：慢性肾炎。

中医诊断：石水。

辨证：脾肾阳虚。

治法：温补脾肾，利水消肿。

方药：实脾饮加真武汤加减。

白术 15 g	厚朴 15 g	木香 15 g	草果 10 g
槟榔 10 g	茯苓 15 g	干姜 15 g	附子 30 g
炙甘草 15 g	白芍 15 g	生姜 10 g	泽泻 15 g
桂枝 10 g			

煎服法：水煎服，每日 1 剂，共 8 剂。

二诊：精神可，乏力、双下肢水肿、畏寒肢冷好转，纳欠佳，大便可。舌淡，苔白腻，边有瘀点，脉细弦。

辅助检查：尿沉渣检查示红细胞 58.00/μL、尿隐血（+）、尿蛋白（+）。

方药：实脾饮加真武汤加减。

白术 15 g	厚朴 15 g	木香 15 g	草果 10 g
川芎 15 g	茯苓 15 g	干姜 15 g	附子 20 g
炙甘草 15 g	桃仁 15 g	红花 10 g	赤芍 15 g
烫水蛭 8 g	牛膝 15 g		

煎服法：水煎服，每日 1 剂，共 8 剂。

三诊：患者精神可，纳可，未诉特殊不适，舌淡，苔薄白，脉细。辅助检查尿常规示尿隐血（+），尿蛋白（±）。方效不更，继续口服8剂。

随访：1个月后电话随访，诸症均消失。

【按语】慢性肾炎为本虚标实之证，病因以外受邪气侵犯，脏腑气血损耗为主。常见的外因有久居潮湿阴冷之地，过食生冷油腻之品，脾虚湿困，失于健运，日久则寒湿内生，伤及肾阳；或因湿热内蕴，日久损伤脾胃气机，导致脾胃升清降浊功能失司，肾之摄纳功能受阻，导致肺脾肾三脏受损，脏腑功能失司，通调失常，运化无权，开阖不利，则难以运化水谷精微，津液难以布散，水液潴留而引起水肿；同时水谷精微失于摄纳则见蛋白尿。《黄帝内经》有言"肾主水""肾主封藏""肾为胃之关""肾主脏腑气化"说明肾脏和津液代谢关系极为密切，若肾关门不利，封藏以及气化作用失调，致使水液运输不利，聚水而从其类也，引发水肿。《医经精义》中说："脾土健运，脾气可升，脾阳可暖，肾水可制，肾精亦可藏。"《济生方》则提出水病治疗之法："先实脾土，脾实则能舍水，土得其政，面色纯黄，江河流通，肾水行矣，肿满自消。次温肾水，骨髓坚固，气血乃从，极阴不能化水，中焦温和，阴水泮流，然后肿自消而形自盛，骨肉相保，巨气乃平。"这些都能说明健脾对于补肾，以及脾肾相须对于肾病治疗的重要作用。慢性肾炎到后期，脾肾双损，水湿内生，湿浊属阴，易损伤脾肾之阳。本病的标实为血瘀和湿浊，瘀和湿是本病发展过程中产生的病理产物，而在本病发展的过程中瘀和湿等病理产物又开始成为新的致病因素，这也是本病缠绵而反复，不易治愈的原因。该患者首诊时肢体水肿、畏寒肢冷、大便不成形、舌胖淡、有齿痕、苔白腻、脉沉细，一派脾肾阳虚，水湿内停之象。治疗宜温补脾肾，利水消肿。方用实脾饮加真武汤加减。方中附子、干姜为君药，附子温肾阳而助气化以行水，干姜温脾阳助运化以制水，两药相须，温肾暖脾。茯苓、白术渗湿健脾；厚朴、木香、槟榔行气导滞，气化则湿化，气行则胀消；白芍利小便以行内停之水气，养阴血以制附子、干姜之燥热；以上六药，共为臣药。生姜、泽泻利水消肿，桂枝温阳化气行水，共为佐药。炙甘草益气，调和诸药，为佐使。以上诸药，共奏温肾暖脾，利水消肿之功。二诊患者乏力、水肿、畏寒等阳虚之证好转，舌边有瘀点，脉细弦，瘀血阻滞之象显现，故在温补脾肾的基础上，加用桃仁、红花、川芎、赤芍、烫水蛭、牛膝，以活血化瘀，通经活络。

病案7

余某某，女，37 岁，农民，四川广安人，2018 年 2 月 17 日初诊。

主诉：发现血尿、蛋白尿 1 年余。

病史：入院前 1 年余，患者感腰部坠胀不适，疲倦乏力，四肢浮肿，不伴发热恶寒，无心累气紧，无肉眼血尿，无恶心呕吐，无尿频、尿急、尿痛等症状，到六盘水市人民医院查尿常规示尿蛋白（+），红细胞（+++），血常规及肾功能、血脂、血压正常。为进一步诊治，患者在我院住院治疗，诊断为"慢性肾炎"，给予疏血通注射液、注射用阿魏酸钠等治疗后好转出院。患者于今年 2 月 20 日在四川大学华西医院做肾穿刺活检示"轻度系膜增生改变"。为求进一步中西医结合治疗，于今日来我院就诊，症见疲倦乏力，四肢浮肿，咽部轻度充血，腰部坠胀不适，无肉眼血尿，纳眠一般，二便可。舌红，苔黄，脉滑。

辅助检查：尿常规提示尿蛋白（+）。

西医诊断：①慢性肾炎（轻度系膜增生改变）；②乙型病毒性肝炎。

中医诊断：石水。

辨证：湿毒内蕴。

治法：清热滋阴，解毒利咽。

方药：

金银花 20 g	板蓝根 10 g	生地黄 15 g	地榆 20 g
连翘 5 g	玄参 15 g	麦冬 10 g	蒲黄 15 g
薄荷 20 g	甘草 15 g	茯苓 15 g	

煎服法：水煎服，每日 1 剂，共 5 剂。

二诊：患者服中药 5 剂后，咽痛明显减轻，仍诉腰部不适，脘痞，恶心欲呕，舌红，苔白腻，脉滑数。拟用清热利湿和胃法。

方药：

藿香 10 g	陈皮 10 g	法半夏 10 g	桔梗 10 g
杏仁 10 g	前胡 10 g	黄连 5 g	吴茱萸 5 g
甘草 5 g	玄参 15 g	白芍 15 g	茯苓 15 g

煎服法：水煎服，每日1剂，共9剂。

三诊：患者服上方9剂后，诉腰痛、咽痛减轻，纳食可，睡眠好，手心发热，舌红苔黄，脉细数。治以清热凉血养阴为法。

方药：

沙参15 g	生地黄15 g	白芍15 g	茜草15 g
地肤子15 g	丹参10 g	赤芍10 g	蒲黄10 g（包煎）
陈皮10 g	白茅根30 g	小蓟30 g	法半夏5 g

煎服法：水煎服，每日1剂，共5剂。

上方服5剂后，腰酸痛明显好转。尿量每日1 600 mL。复查尿常规、肝功能、肾功能、尿隐血，检查结果基本正常。患者要求带药院外治疗，嘱其按上方再服10剂。

随访：1个月后电话随访，诸症好转，尿蛋白转阴。

【按语】《素问·至真要大论》："诸湿肿满，皆属于脾。"可知水肿的原因与脾的关系很大。脾主运化水谷精微，脾气虚则升降运化功能失常，水湿停留。治以渗水利湿，清利湿热为主。乙型肝炎病毒相关性肾炎辨证当分正虚邪实。正虚以肝肾阴虚为主，邪实主要是湿热疫毒。在本病发生和发展的不同阶段，始终以本虚标实为病机特征，故在治疗过程中，标本兼治是其治疗的法则。在治标方面，予以清化湿热、活血化瘀药物，如蒲黄、小蓟、土茯苓、丹参、赤芍等。现代医学研究表明，清热除湿、活血化瘀对清除肾脏局部沉积的免疫复合物、减轻免疫炎症、改善肾脏病理损伤有一定的作用。培补正气也是治疗本病不可忽视的方面，"正气存内，邪不可干"。现代医学也认为，细胞免疫功能低下，能使乙型肝炎病毒在体内持续存在，故在本病的治疗上应始终不忘顾护正气，如用沙参、生地黄、白芍等益气养阴。慢性肾炎治疗中，只有正确认识疾病病机，准确把握每个阶段相应症候，才能正确施治。

病案8

喻某某，女，74岁，离退人员，2022年1月17日首诊。

主诉：反复腰痛6月，加重3天。

病史：6个月前，患者无明显原因出现腰酸痛，持续性隐痛，无恶寒发热，无尿频、尿急，无肉眼血尿，无行走障碍，无放射性疼痛，未经治疗和检查。2个月前患者到我院查尿常规结果显示尿蛋白（++），红细胞2~6个/HPF。腹部B超提示有脂肪肝，双肾尿酸盐结晶。血生化示肝功能：ALT 42 U/L，AST 43 U/L，GGT 104 U/L。空腹血糖为6.5 mmol/L，肾功能正常。诊断为"慢性肾炎"，予以保肾对症治疗（具体用药不详），后患者腰部酸痛症状反复发作，3天前患者腰痛加重，伴尿频、尿急、小便灼热感。为进一步治疗，患者至我院门诊就医就诊，症见疲倦乏力，时感腰部酸胀，尿频、尿急、小便灼热感，无颜面四肢水肿，无肉眼血尿，饮食、睡眠均可，二便调。舌红，苔黄，脉弦滑。

辅助检查：尿沉渣检查显示红细胞75.00/μL、白细胞38.70/μL、尿隐血（++）、尿蛋白（+）。

西医诊断：慢性肾炎；泌尿道感染。

中医诊断：石水。

辨证：肝肾阴虚，湿热内蕴。

治法：凉血止血，通淋利水。

方药：

小蓟 15 g	生地黄 15 g	藕节 15 g	蒲黄炭 15 g
烫水蛭 5 g	淡竹叶 15 g	炒栀子 15 g	当归 15 g
甘草 15 g	蜜远志 15 g	盐桑螵蛸 10 g	煨葛根 20 g
桑枝 15 g	薤白 15 g		

煎服法：水煎服，每日1剂，共8剂。

二诊：服药后患者自觉腰部酸胀、尿频、尿急、小便灼热感减轻，疲倦乏力，舌质红，苔薄黄，边有瘀点，脉细。

辅助检查：尿沉渣检查显示尿隐血（+），尿蛋白（+）。

方药：

熟地黄 15 g	山茱萸 15 g	山药 15 g	茯苓 15 g
泽泻 15 g	牡丹皮 15 g	黄芪 30 g	南沙参 20 g
鹿衔草 15 g	制远志 15 g	茯神 15 g	烫水蛭 5 g
地龙 10 g	枸杞子 15 g	杜仲 15 g	

煎服法：水煎服，每日1剂，共8剂。

三诊：患者精神可，纳可，未诉特殊不适，舌淡，苔薄黄，脉细。辅助检查：尿常规显示尿隐血（±），尿蛋白（±）。方效不更，继续口服8剂。

随访：1个月后电话随访，诸症好转，尿沉渣检查示尿隐血、尿蛋白转阴。

【按语】《景岳全书》云："虚邪之至，害归少阴，五脏所伤，穷必及肾"，吴巍教授指出：久病及肾，肾病多虚，肾虚是慢性肾炎发生的内在基础。石水病程中，邪使与本虚作为一对矛盾，始终贯穿在病程中，辨证须掌握病情标本。该患者既往长期腰部隐痛，此次感受外邪发病后，出现尿频、尿急、小便灼热感、舌红、苔黄、脉弦滑，肝肾阴虚基础上出现湿热内蕴之象，治疗当"急则治其标"，处方以小蓟饮子加减。方中小蓟甘凉入血分，清热凉血止血，又可利尿通淋，为君药。生地黄养阴清热，生津凉血；藕节、蒲黄炭凉血止血，祛瘀活血；煨葛根、桑枝、薤白疏经通阳，行气导滞，助祛瘀活血之功，以上六药共为臣药。君臣相配，使血止而不留瘀。淡竹叶、炒栀子泻火清热；当归养血活血，引血归经，且药性偏温可预防诸药寒凉之虞；烫水蛭活血通络，善走而通经络之瘀；蜜远志、盐桑螵蛸交通心肾，固精缩尿，以上五药合而为佐。甘草调和诸药，缓急止痛。以上诸药，共奏凉血止血，通淋利水，兼有补益肝肾之功。二诊时腰部酸胀、尿频、尿急、小便灼热感好转，湿热内蕴之证明显减轻。疲倦乏力，舌质红，苔薄黄，边有瘀点，脉细。此时气血二虚，瘀血阻络，治疗宜"缓则治其本"。治拟益气补肾，养血祛瘀。处方中包含六味地黄丸以滋阴养血；黄芪、南沙参益气养阴；枸杞子、杜仲补益肝肾；烫水蛭、地龙活血通络；鹿衔草收敛止血；制远志、茯神交通心肾，养阴利水。以上诸药，共奏益气养血，滋补肝肾，祛瘀通络之功效。临床上只有分清病情标本虚实，掌握主要、次要矛盾，才能准确辨证，获得良好疗效。

病案9

张某某，女，49岁，2018年12月6日首诊。

主诉：发现蛋白尿及镜下血尿2年余，咽痛3天。

病史：入院前2年余，患者因尿频于某医院查尿常规，示尿蛋白（+++），尿隐血（++++），无肉眼血尿，无发热恶寒，无颜面及双下肢水肿，无腰酸、腰痛等症状，血压正常。后于四川大学华西医院做肾穿刺活检示IgA肾病，给予厄贝沙坦、阿魏酸哌嗪片等治疗后，蛋白尿及镜下血尿仍无好转。后多次于我院服用中药，现尿蛋白转阴，镜下血尿持续存在。3天前，患者因受冷后出现咽痛、咳嗽、咳痰，痰少色白，头痛，在我院门诊查尿常规示尿蛋白（-），红细胞（+++），为求进一步治疗，到我院门诊就医。症见咽痛、咳嗽、咳痰、痰少，头晕、头痛，视物模糊，纳眠一般，大小便如常。舌淡，苔白，脉沉细。

辅助检查：尿常规示尿蛋白（-），红细胞（+++）。

西医诊断：IgA 肾病。

中医诊断：尿血。

辨证：肝肾阴虚。

治法：滋补肝肾，平肝潜阳。

方药：

枸杞子 15 g	决明子 15 g	怀牛膝 15 g	车前子 15 g
生地黄 15 g	泽泻 15 g	云茯苓 15 g	山药 15 g
山茱萸 15 g	川芎 10 g	太子参 30 g	白芍 15 g

煎服法：水煎服，每日 1 剂，分 2 次服，共 8 剂。同时，用西药降血压及改善微循环，对症治疗。

二诊：头晕、头痛较前好转，仍感视物模糊，纳眠一般，大小便可。

方药：上方加夏枯草 10 g，菊花 10 g。

三诊：服 5 剂后，视物模糊较前好转，但舌质暗，苔厚，考虑为脉络瘀滞。

方药：上方加三七粉 6 g（冲服）以化瘀。续服 7 剂。

四诊：服药 7 剂，无头痛、头晕，无视物模糊，舌苔较前好转。复查尿常规示红细胞（+）。血压维持在 135/80 mmHg 左右。继用上方。

随访：1 个月后电话随访，诸症好转，尿隐血转阴，血压正常。

【按语】《素问·六节藏象论》云："肾者，主蛰，封藏之本，精之处也。"肾藏先天之精，肾精封藏为用，宜固不宜泄，是人体生命活动的物质基础和原动力。肾精气充沛，阴阳平衡，蒸腾气化功能正常，各脏腑功能协调，水液得以正常输布、排泄。《素问·刺法论》言："正气存内，邪不可干。"一方面，慢性肾炎患者病情常缠绵不愈，出现"久病必虚"的病机转化。吴巍教授指出：IgA 肾病病性属本虚标实。IgA 肾病方面由于肝、脾、肾亏虚，卫外不固，固摄无权，易感外邪；另一方面，由于病程迁延，日久不愈，导致阴阳气血失调，复因随着疾病发生发展而产生痰湿、湿热、火毒、瘀血等相互兼夹为病，导致病情缠绵而见标本同存、虚实夹杂之证。IgA肾病"虚"之病机贯穿疾病的始末，或肾气亏虚，或脾气不足，或气阴两虚，或阴虚内热，或气虚夹瘀、湿热夹瘀等。治疗当扶正与祛邪兼顾，时时不忘补虚与清利并举。总之，要辨清疾病的标本缓急，确定治疗步骤，分而治之，方能取效。

病案10

朱某某，女，67岁，2020年9月15日初诊。

主诉：反复查见镜下血尿3年余。

病史：3年前，患者体检发现镜下血尿，不伴发热恶寒，不伴腰部疼痛，不伴尿频、尿急、尿痛等症状，到四川大学华西医院做肾穿刺活检示IgA肾病。到我院门诊间断口服中药及血尿安胶囊治疗，镜下血尿在（+）~（+++），今日于我院门诊查尿常规示红细胞（++），手工蛋白定性（+），症见腰部隐痛，疲倦乏力，舌红，苔黄腻，脉滑数。

辅助检查：尿常规示红细胞（++），手工蛋白定性（+）。

西医诊断：IgA肾病。

中医诊断：尿血。

辨证：气阴亏虚，湿热内盛。

治法：益气滋阴，清热止血。

方药：六味地黄丸合小蓟饮子加减。

生地黄15 g	泽泻15 g	茯苓12 g	牡丹皮10 g
山茱萸15 g	白茅根10 g	蒲公英15 g	小蓟15 g
栀子15 g			

煎服法：水煎服，每日1剂，共7剂。

二诊：诉腰痛好转，余未诉不适，舌红，脉沉细。继服上方7剂。

三诊：患者未诉特殊不适。舌、脉同前。尿常规正常。守上方继服7剂。

四诊：患者无不适。尿常规提示尿隐血（+），患者再次尿血，辨证仍属肾阴亏虚，湿热内盛，仍以六味地黄丸加减。复出现血尿，上方改生地黄为生地黄炭，加仙鹤草滋阴止血，重用太子参益气滋阴。同时去蒲公英，恐苦寒伤及脾胃，用薏苡仁健脾清热利水。

方药：六味地黄丸加减。

生地黄炭 15 g	泽泻 10 g	云茯苓 15 g	山药 15 g
山茱萸 15 g	白茅根 30 g	茜草 15 g	太子参 30 g
仙鹤草 15 g	薏苡仁 15 g		

煎服法：水煎服，每日 1 剂，共 7 剂。

【按语】本病属于中医学"尿血""尿浊"等病证范畴，病位在肾，与先天禀赋不足、后天饮食失常、劳倦内伤、情志不调等病因相关，耗伤正气，以致脾肾受损。《太平圣惠方》有云："虚劳之人，阴阳不和……致渗于脬而尿血也。"正与发作性肉眼血尿是 IgA 肾病患者的常见临床表现相合。吴巍教授指出：肝肾阴虚或气阴两虚是本病发病的内在因素，而肾阴虚是发病及病机演变的关键环节。疾病中后期，多数患者会出现多脏虚损，临床上多见肝肾亏虚、脾肾亏虚、肺肾亏虚、肺脾肾亏虚或气阴两虚，其中以肾脏亏虚为主，故治疗重点在于保护肾脏，防止肾功能进一步减退。血尿多属湿热所致。该患者长期血尿，日久伤阴，阴虚及气，则见气阴两伤，以六味地黄丸滋阴补肾，加太子参、薏苡仁益气健脾，同用白茅根、茜草、仙鹤草清热凉血止血，用蒲公英清热利尿通淋。后复见血尿，则加强滋阴凉血之品，并用收涩止血药，同时固护脾胃，加甘凉之薏苡仁健脾清热利湿，共奏益气养阴，凉血止血之功。

第二节 肾病综合征

肾病综合征是在许多疾病发展过程中，由于肾小球滤过系统受损，通透性发生了改变，最终出现以低蛋白血症、大量蛋白尿、水肿、高脂血症为主要表现的一组临床综合征。肾病综合征是肾脏疾病中的常见病，亦是肾脏疾病中较为严重的，具有易复发、病程持久、病情复杂、治疗难度高等特点。若大量蛋白尿症状得不到及时有效的控制，随着病情进一步发展，可致急性、慢性肾功能损伤，最终发展至终末期肾病。

肾病综合征在中医中没有具体对应的病名，根据症状可以归属为"水肿"

"尿浊""肾水""腰痛""虚劳"等范畴。水肿为肾病综合征典型症状，尿蛋白排出超过正常负荷及白蛋白的大量流失都是造成水肿的基本原因。《黄帝内经》对"水"病因的阐述有劳汗当风、邪侵玄府、饮食失节等。《素问·水热穴论》云"肾，胃之关也，关门不利，故聚水而从其类也"，高度概括了脾、胃、肾与水肿之间的关系。《素问·经脉别论》曰"饮入于胃，游溢精气，上输于脾，脾气散精，上归于肺，通调水道，下输膀胱，水精四布……揆度以为常也"，即人体水液源于胃受纳的水谷，经过脾的运化至肺，然后布达全身，最后由肾代谢。水液输布与代谢依赖肺、脾、肾三脏，说明肺、脾、肾功能失常就会形成水肿。张仲景在《伤寒杂病论》中将水气分为四水与黄汗，风水为风邪袭表，肺失通调，致水溢肌表；皮水因肺脾失司，水停肌肤；正水则肾阳虚衰，阳虚而水聚于内，上犯肺；石水亦为阳虚而水停于内，且水寒凝结于下。张仲景还提及了感受外邪，水为风激的风水；脾肾阳虚所致水肿；肺肾两脏失调导致的水肿，肺气失宣，水液不能下输膀胱，肾为水脏，肾阳不足，寒凝水滞，则发为水肿。在此篇张仲景还论述了血病及水，水病及血。血病因血瘀，营血闭阻不通，水液运行受影响而导致水肿；水病即水肿，水液停聚，血液流行不畅故见血瘀。隋代巢元方把各种水系病统称为"水肿"，在《诸病源候论》中提出水病是因脾肾两虚和血行不畅所致。脾肾两虚，脾胃气虚，气虚无以行血，血行不畅，血脉壅塞，水液停聚，水气流溢为水肿。严用和在《济生方》中就水肿论阴阳。他认为阴水发病来势缓慢，面色白，小便量少色青，大便稀溏，一派阳虚的表现；阳水则发病迅疾，面色红赤，烦躁，口渴，小便色红，大便结，以实证为主。一虚一实，奠定了水肿临床辨证的基础。严用和倡导水肿多为虚证，且与脾肾两虚有关，提出温脾暖肾的治法，与前人不同，开创了补法，立实脾饮。朱丹溪继承了严用和阴水和阳水的理论，《丹溪心法》提到阳水以遍身浮肿、口渴、烦躁、小便红、大便闭为主要临床表现，阴水以遍身浮肿，不烦渴，小便量少色青，大便稀溏为主要临床表现。一热一寒，一虚一实。张景岳在《景岳全书》提出水肿为肺虚不化水，脾虚不制水，肾虚不主水。脾失健运，水液不能上输于肺，输布功能障碍，致水肿。肺主行水，肺失宣降，水道失于通调，致水液代谢障碍，故见水肿。肾阳不足，激发和推动作用减弱，致水液不化，则见水肿。

吴巍教授在肾病综合征的治疗上重视中西医结合，从免疫学和感染学上认识病情的发生、发展、转归，结合中医"顽症从痰""怪病多痰""久病入络"理论，提出"消痰软坚""化瘀通络"的治疗思路，形成独特的"活血化瘀为基础，辨证论治为原则"的治疗方案。

一方面，吴巍教授在治疗过程中注重湿、痰、瘀的因素。肾病综合征的病程冗长，水肿为患，无不与水湿有关，水为有形之湿，湿为无形之水，湿性重浊黏滞。水湿内渍，水肿则起；水湿不去，水肿难消，久用激素必致电解质紊乱，可损真阴、抑真阳，水钠潴留，水湿无以宣行而内蕴，水湿属阴，最易伤人体阳气，阳气虚损更易感受外邪侵犯，更难化解水湿，内蕴日久又酿湿热之证或外感风热邪毒，客于肾络伏而不泄，肾主封藏，精微下流，蛋白尿难消，热积成毒形成水毒交攻之重症，乃成肾病综合征治疗第一大难点。

肾病反复发作，湿热内停日久不化，凝聚成痰，出现痰瘀之征，痰瘀既是病理的产物又是致病的因素。肾病综合征患者长期使用壮阳之品——激素内灼体液，使用伤阴之品——利尿剂，均可使阴液稠积成痰瘀之物，痰瘀可促使血液浓缩和凝性升高，导致血液处于高凝黏滞状，痰瘀互结，闭阻肾络，阻碍肾脏开阖、封藏功能，精微（蛋白质）外泄难收，水肿难消，导致了肾病综合征的难治性和复杂性。吴巍教授通过长期的临床研究，以现代医学微观辨证方法结合中医宏观辨证为立法依据，提出肾病综合征因津血互生异常和肺、脾、肾功能紊乱，形成湿痰血瘀互结互生、互存病理之间的恶性循环，水痰同源，水血互累，正如唐容川《血证论》言："病血者，未尝不病水；病水者，亦未尝不病血也""瘀血化水，亦发生水肿，是血病而兼水也。"据此吴巍教授临床治疗灵活使用水病治血、血病治水及血水病同治之法，去宛陈莝，制定活血利水、逐瘀利水、祛瘀攻水、破瘀逐水、逐水活血、利水行血等不同的治疗法则，随证变化论治肾病综合征，取得显著的效果。另吴巍教授十分强调瘀血在肾病综合征中的重要性，瘀血一方面作为病理产物贯穿疾病始终，另一方面又加重病损，是阻碍病情转归的重要因素，久病入络，必有瘀血内停，相应制定解毒化瘀、益气化瘀、养血化瘀、凉血化瘀、补阴化瘀、疏肝化瘀、填精化瘀、消痰逐瘀和固表化瘀九大治法，活血化瘀贯穿治疗始终，更加完善了对肾病综合征的认识和治疗。

另一方面，久病多虚，固本不忘滋肾补肾。在治疗肾病综合征过程中，针对大量蛋白质丢失、低蛋白血症和肾性贫血等病理现象，尤其是长期使用激素导致出现皮肤黏膜毛细血管扩张、血压升高及水钠潴留等副作用时，表现出的阴虚阳亢或阴虚夹湿证，属医源性假证，以及在递减使用激素阶段，均属元阳不足，治疗必以温补肾阳为主，以助命门之火，改善肾上腺皮质分泌功能。吴巍教授据此在《幼科发挥》"安肾丸"基础上，拟定地桂安肾合剂，适用于激素使用过程中出现的医源性假证或激素递减阶段。

吴巍教授针对肾病综合征临床四大证型，自创方剂如下：

木贼贯众煎：木贼、贯众、萆薢、白花蛇舌草、鱼腥草、益母草、石韦、木蝴蝶、僵蚕。借吴鞠通上焦宣痹汤及程氏萆薢分清饮之义，立木贼贯众煎（中成药：利肾口服液），其中木贼、萆薢、白花蛇舌草清热利湿；鱼腥草、石韦清热利水；木蝴蝶、僵蚕利咽散结；益母草化瘀通痹。用于肾病综合征，活动期或缓解期伴呼吸道感染、上焦湿热者。通过实验佐证，利肾口服液除具有抗炎、抗菌的作用外，还有调节免疫功能、利尿、减少尿蛋白和降低胆固醇等作用，对肾病综合征的病理环节均有抑制作用。

地桂安肾合剂：附片、桂枝、葫芦巴、淫羊藿、紫河车、桃仁、红花、桑螵蛸、补骨脂、芡实、金樱子、菟丝子、巴戟天、山茱萸、熟地黄、山药。启发于《幼科发挥》"安肾丸"，以温补肾阳助命门之火。近年报道，肾阳虚患者往往有尿液17-羟皮质类固醇低下，50%以上患者尚有肾上腺或垂体储备功能不足，或下丘脑功能紊乱。从而说明了肾阳虚患者在下丘脑—垂体—肾上腺皮质轴上存在着不同环节、不同程度的功能紊乱，通过温补肾阳治疗后，能使其恢复正常。因此在治疗肾病综合征过程中，灵活辨证，不失时机，抓住温肾治疗，减少其复发及对激素的依赖性，是治疗肾病综合征的又一关键环节。

贞杞滋肾合剂：女贞子、枸杞子、黄精、当归、熟地黄、茱萸、制首乌、桑葚、鹿角胶、党参、黄芪、鸡血藤、益母草、墨旱莲。此方用于临床，既能防止细胞毒性药物副作用的发生，又能治疗已出现的不良反应。经药效学研究证明，当归、黄精等药物能提高细胞的吞噬功能，并能拮抗环磷酰胺引起的小鼠单核巨噬系统的抑制，能增加白细胞总数。而在使用细胞毒性药物环磷酰胺或硫唑嘌呤过程中，临床出现相应的毒副作用如脱发、骨髓抑制、白细胞下降、性腺抑制等，导致病程迁延，耗气伤阴，均属气血亏虚，精血匮竭证，治宜益气养血、填精补髓，贞杞滋肾合剂甚为适用。

消痰软坚方：三棱、莪术、白芥子、瓦楞子、水蛭。三棱、莪术具有破血行气、消积止痛之功，既能入血分破血，又能入气分行散气滞，二药合用，破血祛瘀、行气散结之功更强，为组方君药；白芥子、瓦楞子，温肺利痰，利气散结，同时助三棱等化瘀软坚之力，为佐药；另配以水蛭等虫类药破瘀活血。三者合用以消顽瘀固痰，用于中、西药久服无效，面红而晦，肌肤干涩，毛发枯焦，尿蛋白和红细胞均多，舌质紫暗，脉涩迟者。

病案 1

袁某，女，24 岁，2016 年 3 月 7 日初诊。

主诉：反复双下肢水肿 5 年，咽痛 2 天。

病史：5 年前，患者感冒后出现颜面、眼睑及双下肢水肿等症，在四川省某医院就诊，查尿常规提示尿蛋白（+++），做肾穿刺活检提示为系膜增生性肾小球肾炎；给予强的松片 50 mg qd，缬沙坦胶囊、百令胶囊、阿魏酸哌嗪片等药物治疗，患者病情缓解不明显。后患者至四川大学华西医院就诊，加用他克莫司治疗，24 小时尿蛋白定量仍维持在 3 g 以上，反复出现双下肢水肿。2 年前，患者停强的松片及他克莫司，服中药治疗，24 小时尿蛋白定量仍维持在 1.5~3.5 g。患者出现咽痛不适 2 天，查 24 小时尿蛋白定量为 1.9 g。

患者至我院就诊。入院查 24 小时尿蛋白定量为 2.6 g，血清白蛋白 26 g。症见：神疲、乏力，咽痛，咳嗽，腰部酸软，双下肢轻度凹陷性水肿。舌淡，苔白，脉细数。

西医诊断：肾病综合征，系膜增生性肾小球肾炎，肾性高血压，上呼吸道感染。

中医诊断：肾水。

辨证：风热袭表，瘀结水停。

治法：清热利咽，化瘀散结。

方药：木贼贯众煎加减。

木贼 15 g   贯众 15 g   木蝴蝶 15 g   白花蛇舌草 15 g

黄药子 15 g	石韦 15 g	烫水蛭 10 g	全蝎 5 g
半枝莲 15 g	山慈菇 15 g	地龙 15 g	绞股蓝 15 g
桃仁 15 g	益母草 15 g	盐车前子 15 g	

煎服法：水煎服，每日 1 剂，共 6 剂。

患者此次携外感咽部症状就诊，首次处方以木贼贯众煎为基础，疏散风热，清热利咽散结，加黄药子、半枝莲、山慈菇、绞股蓝、车前子等药加强清热凉血，解毒利咽，调节免疫；地龙、水蛭、全蝎、益母草凉血化瘀通络。

二诊：1 周后患者咽痛明显减轻，症见神疲乏力，头晕，腰部酸软，双下肢轻度凹陷性水肿。舌淡，苔白，脉细。予处方 6 剂。

辨证：脾肾气虚，瘀热水停。

治法：益气健脾，清热利湿，凉血化瘀。

方药：

党参 30 g	白术 15 g	黄芪 30 g	制黄精 20 g
益母草 20 g	白花蛇舌草 20 g	半枝莲 15 g	黄药子 15 g
贯众 15 g	土鳖虫 10 g	桃仁 15 g	烫水蛭 10 g
全蝎 10 g	天麻 20 g	石韦 15 g	虎杖 15 g
炒栀子 15 g	姜黄 15 g		

患者表证稍缓，上方中去木贼、木蝴蝶、山慈菇、地龙、绞股蓝、盐车前子，以白花蛇舌草、半枝莲、黄药子、贯众药组加虎杖、炒栀子、石韦清热利湿，通利三焦；加党参、白术、黄芪、制黄精益气健脾；在前方烫水蛭、全蝎、益母草、桃仁基础上，加土鳖虫、姜黄加强行气活血力量；单味天麻化痰止眩。

三诊：上方服完后，仍有咽痛不适，头晕缓解，神疲乏力，腰部酸软，舌淡，苔白黄，脉细。复以初诊处方微调，6 剂。

辨证：风热客表，瘀结水停。

治法：清热利咽，化瘀散结，健脾利湿。

方药：

木贼 15 g	贯众 15 g	木蝴蝶 15 g	石韦 15 g
黄药子 15 g	烫水蛭 10 g	全蝎 5 g	地龙 15 g
半枝莲 15 g	白花蛇舌草 15 g	山慈菇 15 g	绞股蓝 15 g

| 山药 15 g | 土鳖虫 10 g | 益母草 15 g | 炒栀子 15 g |

去桃仁、盐车前子，加土鳖虫、炒栀子加强破血逐瘀、清热利湿功效，加山药以强绞股蓝补益脾肾之力。

四诊：上方服完后，患者已无咽痛，仍以疲倦乏力、腰部酸软、双下肢轻度水肿为主症，稍畏寒。舌、脉如前。予以处方6剂。

辨证：脾肾阳虚，瘀结水停。

治法：温阳益肾，健脾利湿，破血化瘀。

方药：

白附片 30 g	淫羊藿 15 g	巴戟天 15 g	酒仙茅 15 g
茯苓 15 g	山茱萸 15 g	牡丹皮 15 g	肉桂 15 g
干姜 10 g	莪术 15 g	姜黄 20 g	王不留行 15 g
烫水蛭 10 g	全蝎 5 g	蜈蚣 5 g	山慈菇 15 g
红花 10 g			

患者表证热邪已解，然而久病伤及脾肾气阳，虽脾肾阳虚体感症状不甚，但较同龄人有明显不足，已有精竭阳衰之趋势；加之前三方清热解毒利湿力强，可能加重脾肾阳气损伤，治疗重点转移至温阳补肾。以地桂安肾合剂为主药框架，重用附子、干姜、肉桂、淫羊藿、巴戟天、仙茅温肾益精壮阳，加山茱萸、茯苓、牡丹皮以补肾健脾利湿，莪术、水蛭、全蝎、蜈蚣、姜黄、红花、王不留行、破血化瘀，行气散结。

五诊：上方用完出院时，患者疲倦乏力、双下肢水肿均好转，稍感腰部酸软，24小时尿蛋白定量为1500 mg，血清白蛋白为28 g/L。舌淡，苔薄白，脉细。予处方6剂。

辨证：肾元亏虚，瘀湿内停。

治法：滋肾养阴，益气健脾，祛瘀化湿。

方药：

当归 15 g	枸杞子 15 g	制黄精 15 g	党参 20 g
黄芪 20 g	女贞子 15 g	墨旱莲 15 g	益母草 20 g
鸡血藤 15 g	广藿香 15 g	豆蔻 15 g	烫水蛭 6 g
全蝎 6 g			

患者气阳亏虚、乏力、水肿症状好转，尿蛋白指标亦较入院时好转。方用贞杞滋肾合剂为主框架，二至丸合归杞黄精参芪，补益肾脾气血，广藿香、豆蔻化湿，全蝎、烫水蛭等化瘀通络，使全方滋而不腻，补而不瘀。

患者此次就诊时已确诊肾病综合征 5 年余，行激素及他克莫司治疗后效差。此次携外感咽喉部症状就诊，整个用药过程在患者长期肾病综合征，脾肾阳虚，瘀结水停的病机基础上，结合患者当次久病表虚，外感易化风热，病程初期以木贼贯众煎为基础，急则治标，兼顾血瘀，以防表证传变加重肾病综合征病情；因患者久病正虚，表证初解后用安肾方养阳，以防祛邪伤正；邪去正安后则以滋肾方滋阴，温补脏腑气血，而化瘀活血通络则始终贯穿整个治疗过程。

出院后患者在门诊规律复查口服中药。病情稳定时 24 小时尿蛋白定量控制在 1~1.5 g，2017 年 2 月 24 日查 24 小时尿蛋白定量为 1504.8 mg，外感或其他原因复发时则可升至 2 g 以上；尿沉渣检查显示手工蛋白定性（＋）。肝肾功能、血脂检查示白蛋白 30.6 g/L，总胆固醇 6.05 mmol/L。

六诊：2017 年 3 月患者复诊，24 小时尿蛋白定量为 2018 mg，症见神疲乏力，腰部酸软，下肢轻度水肿，稍感目赤眼痒，无外感及其他不适，舌红，苔黄腻，脉濡。为更积极控制尿蛋白，决定予激素及静脉环磷酰胺冲击治疗，予处方 4 剂。

辨证：气虚湿热，瘀结水停。

治法：益气健脾，清热利湿，活血化瘀。

方药：

党参 30 g	黄芪 20 g	谷精草 15 g	制黄精 20 g
红景天 15 g	白术 15 g	防风 15 g	车前子 15 g
茯苓皮 15 g	桃仁 10 g	红花 10 g	烫水蛭 10 g
黄药子 15 g	益母草 15 g	鱼腥草 20 g	

患者病情平稳，舌脉提示病证在气虚、瘀结、水停的基础上偏向湿热。方用党参、黄芪、红景天、白术、制黄精益气健脾，加防风固表；黄药子、益母草、车前子、茯苓皮、鱼腥草清热利湿，加谷精草清热明目；桃仁、红花、烫水蛭、益母草活血化瘀。

七诊：患者使用激素 2 周、环磷酰胺 2 次后，睡眠不佳，无其他明显不适症状，舌红，苔白黄，脉沉细。予处方 6 剂。

辨证：肾阴亏虚，瘀湿内扰。

治法：滋肾养阴，镇心安神，化瘀利湿。

方药：

制首乌 15 g	女贞子 15 g	墨旱莲 15 g	桑葚 15 g
山茱萸 15 g	牡丹皮 15 g	茯苓 15 g	地骨皮 15 g
合欢皮 15 g	珍珠母 15 g	龙骨 15 g	牡蛎 15 g
茯神 15 g	烫水蛭 10 g	垂盆草 15 g	

方用滋肾合剂主框架加减，加半个地黄丸的山茱萸、牡丹皮、茯苓；加制首乌、桑葚以补肝脾肾、益精血；地骨皮、合欢皮凉血利湿，加垂盆草利湿疏肝；珍珠母、龙骨、牡蛎、茯神镇心安神，兼以烫水蛭活血化瘀。

长期使用激素易耗气伤阴，以至阴虚阳亢，久用气阴亏耗，更可耗损阳气。环磷酰胺则易导致出现胃肠道反应、出血性膀胱炎、肝功能损害等不良反应。治以滋阴减毒、化气增效以及健脾护肝等为主以预防不良反应。激素及环磷酰胺治疗期内，多似第 6、第 7 次处方，辨证加减或加党参白术等益气健脾，或加桃红四物等养血活血，或加山楂、神曲、隔山撬以健脾开胃等。若稍有外感迹象，则处以木贼贯众煎加减以降低感染风险，预防病情反跳。完成环磷酰胺治疗后，患者 24 小时尿蛋白定量基本控制在 1 g 左右。

2018 年 3 月，患者因咳嗽咯痰，呼吸道感染，病情复发，24 小时尿蛋白定量达到 4 g。予强的松联合环孢素软胶囊抑制免疫，同时仍以上诉思路予中药汤剂治疗，24 小时尿蛋白定量逐渐控制到 1.5 ~ 2 g。2020 年初患者寻求新治疗方案，于北京某医院输注利妥昔单抗 2 次后，无明显改善，半年后 24 小时尿蛋白仍在 2 g 左右。

后复长期于吴巍教授门诊辨证口服中药联合小剂量激素治疗，因处方频多，不在此赘述。于 2022 年 24 小时尿蛋白定量逐渐减至 1 g 以内，直至完全转阴，持续至今。2023 年 1 次因感染后心悸不适入院，2 次因上呼吸道感染入院，24 小时尿蛋白定量均在正常范围内。

【按语】患者确诊肾病综合征及系膜增生性肾小球肾炎，病程 12 年以上，先后使用过激素及他克莫司、环磷酰胺、环孢素、利妥昔单抗等免疫抑制药物；

部分效果不佳，部分有一定疗效，但易复发，属于难治性肾病综合征。

纵观整个病程，患者于早中期开始规律中药治疗，病情稳定期化瘀消痰利湿，养元固本；外感及时祛邪扶正；使用激素及免疫抑制剂周期，积极辨证应用中药控制其不良反应。在停用后来单用小剂量激素联合中药控制逐渐达至全效，最近 1 年（截至 2023 年 10 月）三次较明显感染仍未复发。整个病程前 11 年余，尿蛋白控制都不甚理想，长时间较大量漏蛋白对肾脏的损伤，未造成明显肾功能损害，尿蛋白转阴后复查肾脏彩超亦未见明显形态结构异常，中医药治疗起到了不可或缺的作用。

此患者的病程充分说明肾病综合征，特别是难治性肾病综合征，病程绵长，稍有不慎则复发，不论是西药，还是中药，用药周期都以年记，短期几周乃至数月的用药都不一定能见到非常显著的改善。整个治疗过程，重点不仅是医生的诊治，患者坚持积极配合治疗也同样重要。

病案 2

王某某，女，3 岁，2016 年 9 月 19 日初诊。

主诉：反复颜面、下肢水肿 1 年。

病史：1 年前患者无明显诱因出现面部、眼睑水肿，无双下肢水肿，至乐山市人民医院就诊。查尿常规见尿蛋白（+++），收入院后诊断为"肾病综合征"，给予强的松、卡托普利等治疗后，患者水肿消退，尿蛋白转阴，出院后继续口服强的松。数月前患者再次出现面部、眼睑水肿，复查尿常规，结果示尿蛋白（+++），就诊于四川大学华西第二医院，查 24 小时尿蛋白定量 0.8 g，血清白蛋白 16 g/L、球蛋白 15 g/L，血常规结果示白细胞 $11.5×10^9$/L、血红蛋白 143 g/L，尿常规，结果示尿蛋白（++++），予强的松、卡托普利、头孢硫脒治疗后，患者水肿减轻，尿蛋白转阴。出院后继续予以强的松、卡托普利、双嘧达莫等治疗。此后患者在逐渐调整激素用量过程中反复出现面部、眼睑水肿。本次就诊见双眼睑、颜面浮肿。舌红稍暗，苔薄。

西医诊断：肾病综合征。

中医诊断：小儿水肿病。

辨证：肾阴亏虚，血瘀水停。

治法：化瘀通络，益气养阴。

方药：

黄芪 5 g	当归 5 g	地龙 5 g	赤芍 5 g
酒川芎 5 g	桃仁 5 g	红花 5 g	山慈菇 5 g
白花蛇舌草 5 g	半枝莲 5 g	烫水蛭 5 g	全蝎 5 g

煎服法：水煎服，共 14 剂。

方取补阳还五汤之意，小儿患病 1 年余，病久入络，加烫水蛭、全蝎以破血通络；因小儿稚阴稚阳，易化热，且气虚不甚，故用少量黄芪益气健脾；山慈菇、白花蛇舌草、半枝莲清热散结、凉血消肿。

二诊：2 周后患者尿蛋白（++），双眼睑、颜面浮肿减轻，遗尿，舌红苔薄。予处方 8 剂。

辨证：肾阴亏虚，肾气不固，瘀热水停。

治法：益肾养阴收涩，凉血化瘀，清热利湿。

方药：

制黄精 5 g	五味子 5 g	山茱萸 5 g	山药 5 g
熟地黄 5 g	泽泻 5 g	茯苓 5 g	牡丹皮 5 g
鱼腥草 5 g	石韦 5 g	茜草 5 g	侧柏叶 5 g
金樱子 5 g	覆盆子 5 g	烫水蛭 5 g	全蝎 5 g

方用六味地黄丸加制黄精、五味子、金樱子、覆盆子益肾养阴收涩，茜草、侧柏叶、烫水蛭、全蝎凉血活血化瘀，鱼腥草、石韦清热利湿。10 天后尿蛋白转阴。之后 9 个月定期门诊，尿蛋白持续转阴，偶见尿中红细胞。

三诊：2017 年 7 月 5 日，因咳嗽 5 天入院，查见尿蛋白（++），24 小时尿蛋白定量为 1318 mg，尿生化结果示尿微量白蛋白 986 mg/L、尿微量白蛋白/尿肌酐比：82.1 mg/mmol。症见颜面部、眼睑水肿，咳嗽咽痛，食欲不振。舌红，苔黄腻，脉滑数。予处方 4 剂。

辨证：风热袭表，瘀结水停。

治法：疏风清热，利咽散结，利水消肿。

方药：

木贼 10 g	贯众 10 g	木蝴蝶 5 g	白花蛇舌草 10 g

连翘 10 g	酒黄芩 10 g	桑叶 10 g	苦杏仁 5 g
浙贝母 5 g	炒牛蒡子 5 g	马勃 5 g	鱼腥草 10 g
地龙 10 g	炒僵蚕 10 g	甘草 5 g	

方用木贼贯众煎加减疏风清热，利咽散结，炒牛蒡子、马勃利咽散结，连翘、桑叶疏散风热，加酒黄芩清热燥湿，浙贝母、苦杏仁、甘草化痰止咳。

四诊：5 天后患儿症状减轻，24 小时尿蛋白定量为 973 mg，为减少复发，予加环磷酰胺联合激素治疗。症见颜面部、眼睑水肿减轻，咳嗽好转，无咽痛。食欲不振，舌红，苔薄黄，脉滑数予处方 2 剂。

辨证：风热客肺，脾虚胃弱。

治法：疏风清热，健脾开胃，清肺化痰。

方药：

金银花 5 g	连翘 5 g	鱼腥草 10 g	地龙 10 g
炒僵蚕 5 g	南沙参 15 g	陈皮 5 g	建曲 10 g
炒稻芽 10 g	山楂 5 g	烫水蛭 5 g	白术 10 g
党参 10 g	桃仁 5 g	甘草 3 g	

方用金银花、连翘、鱼腥草、地龙疏散风热，清热通络；陈皮、建曲、炒稻芽、山楂、白术、党参、甘草开胃行气健脾；南沙参养阴清肺，炒僵蚕祛风化痰，以顾护脾胃，减少环磷酰胺可能引起的不良反应。

5 天后患儿尿蛋白转阴，出院后门诊随诊连续复查 4 年，尿蛋白均为阴性。

【按语】患儿 2 岁发病，初诊时发病 1 年，已至肾虚瘀血水停。小儿"肺常不足""脾常不足""肾常虚"，先天禀赋不足或久病体虚，加之外感邪气，外邪入里，致肺、脾、肾三脏之虚。肺、脾、肾三脏功能失司，气化、水液代谢功能失调，封藏失职，精微不固，水液停聚。《素问针解》云"水肿必血瘀，瘀行水易退"，《血证论》曰"瘀血化水，亦发水肿，是血病而兼水也"，故瘀血亦是本病另一主要病理因素。瘀血又加重气滞，气机不畅，气化不利而加重水肿。湿热、湿浊、瘀血合而致病，壅塞气道，日久而致湿毒、水毒潴留体内，积于肾脏，更损肾气肾阳，肾气不固则精微外泄，肾阳虚损则迁延难愈或反复发作。痰浊一旦形成，驻之于脉则可壅塞脉道，碍气滞血，出现痰瘀之证，痰瘀既是病理的产物又是致病的因素。故治先活血化瘀，再益肾养阴收涩，先驱邪，再扶正，以达祛瘀生新之功效。小儿脏气清灵，易趋康复，两方而愈。同时小儿脏腑娇嫩，形气未充，发病容易，传变迅速，7月后外感风热，诱使肾病复发，方用木贼贯众煎加减，疏散风热，清热解毒预防传变。为防肾病复发，表证去后，加用环磷酰胺抑制免疫，同时用方开胃行气健脾，兼疏风清热，以预防环磷酰胺可能引起的不良反应。

病案3

江某某，女，69岁，2020年10月7日初诊。

主诉：反复双下肢水肿1年，复发加重1周。

病史：2019年底患者无明显诱因出现双下肢水肿，未予重视，水肿逐渐加重，伴小便混浊、泡沫，疲倦乏力。今年3月于当地医院住院，诊断为"肾病综合征"，具体用药不详。3月前于四川大学华西医院就诊，查见尿蛋白（+++）、尿隐血（++），24小时尿蛋白定量为10.10 g、尿生化蛋白/肌酐比为1.517 g/mmol，肝肾功能结果显示总蛋白56.7 g/L、白蛋白32.7 g/L、血肌酐无异常，肾脏彩超示双肾实质回声稍增强；予强的松、波依定、盖三醇、阿托伐他汀钙等治疗，经治疗患者小便混浊、泡沫好转，疲倦乏力减轻；9月4日复查见尿蛋白（+++）、尿隐血（++），肝肾功能结果显示总蛋白56.1 g/L、白蛋白31.3 g/L、血肌酐无异常。1周前因故自行停药，之后症状加重。至我院就诊时查见尿生化结果示尿微量白蛋白3574 mg/L、尿微量白蛋白/肌酐比197.74 mg/mmol，血清白蛋白25.5 g/L，24小时尿蛋白定量3486.2 mg。症见疲倦乏力，颜面部浮肿，双下肢凹陷性水肿，腹部胀满不适，时感胸闷气紧、心慌心累，腰部酸胀，口干口苦，小便量多、泡沫多，色黄混浊，起夜5~6次，双膝关节疼痛，双上肢、腹部、双下肢规律密布直径3 mm左右红色烧烫伤瘢痕，部分为水疱，少数有破溃，诉为灸法所致，大便偏稀，1次/日。舌淡红、有裂痕，苔白黄、厚腻，脉细数。

西医诊断：肾病综合征。

予甲泼尼龙抑制免疫，利尿、补充人血白蛋白、降压、抗凝、降脂等对症治疗。

中医诊断：水肿病。

辨证：肾虚湿热，瘀结水停，水饮凌心。

治法：利水消肿，活血化瘀，滋肾利湿。

方药：

大腹皮 15 g	茯苓皮 15 g	猪苓 15 g	盐泽泻 15 g
赤小豆 15 g	燀桃仁 15 g	制黄精 20 g	金银花 15 g
白术 15 g	烫骨碎补 15 g	酒川芎 15 g	烫水蛭 10 g
红毛五加皮 15 g	鹿衔草 15 g	半枝莲 15 g	

煎服法：水煎服，共 6 剂。

方用五苓散温阳化气，行湿利水，加大腹皮、茯苓皮、红毛五加皮、赤小豆加强利水消肿祛湿之力，加金银花、半枝莲清热利湿；燀桃仁、酒川芎、烫水蛭活血化瘀；鹿衔草、烫骨碎补、制黄精滋肾祛湿。

二诊：查尿生化显示尿微量白蛋白 1646 mg/L、尿微量白蛋白/肌酐比 95.68 mg/mmol。上 6 剂后患者双下肢水肿减轻，腹部胀满不适减轻，胸闷气紧、心慌心累症状较前缓解，疲倦乏力感未明显缓解，小便色黄浑浊，舌淡红、有裂痕，苔白黄腻，脉细。予处方 6 剂。

辨证：脾肾气虚，瘀热水停。

治法：益气健脾，活血化瘀，清热利湿。

方药：

黄芪 30 g	红花 15 g	地龙 15 g	石韦 15 g
赤小豆 15 g	燀桃仁 15 g	制黄精 20 g	金银花 15 g
白术 15 g	烫骨碎补 15 g	酒川芎 15 g	烫水蛭 10 g
金钱草 15 g	鹿衔草 15 g	半枝莲 15 g	

于前方基础上去五苓散主体，加黄芪益气升阳健脾，加石韦、金钱草清热利湿，红花活血。6 剂后患者水肿渐消，疲乏慢慢好转，予此方再续 6 剂。

三诊：查尿生化显示尿微量白蛋白 2821 mg/L、尿微量白蛋白/尿肌酐比 332.65 mg/mmol、血清白蛋白 32.1 g/L，24 小时尿蛋白定量为 2974.4 mg。结合患者既往用药，考虑其对激素不完全敏感，加吗替麦考酚酯抑制免疫。前方 12 剂后，患者疲倦乏力减轻，颜面部稍浮肿，双下肢无水肿，腹部胀满不适明显好转，心累胸闷气紧好转，腰部酸胀、口干口苦均较前减轻，小便色稍黄，无浑浊，舌淡，苔白黄腻。予处方 7 剂。

辨证：脾肾亏虚，湿瘀内停。

治法：益气健脾，益肾泻浊，活血化瘀，祛痰利湿。

方药：

党参 30 g	黄芪 30 g	山茱萸肉 15 g	牡丹皮 15 g
烫水蛭 15 g	地龙 15 g	半枝莲 15 g	僵蚕 15 g
红花 15 g	桃仁 15 g	泽泻 15 g	白花蛇舌草 20 g
糯米藤根 20 g	浮小麦 15 g	莲子 15 g	

方用黄芪、党参、莲子、糯米藤根益气健脾利湿；取半个地黄丸的山茱萸肉、牡丹皮、泽泻益肾泻浊；烫水蛭、地龙、红花、桃仁、僵蚕、白花蛇舌草共起活血化瘀，祛痰清热之功。

患者出院后 30 天复查 24 小时尿蛋白定量为 987 mg，50 天复查 24 小时尿蛋白定量为 813 mg，尿生化显示尿微量白蛋白 79 mg/L、尿微量白蛋白/尿肌酐比值正常。

【按语】患者为老年人，脏腑功能渐衰，久病易损及各脏腑。本为内伤肾脾，肾气虚衰，不能化气行水，致精微流失，脾失转输，水湿浸渍，积久化热，久病入络，瘀血痰湿俱生。初诊时症状以水肿腹胀、胸闷气紧、心慌心累为著，水肿水气凌心为标，急则治标，故首方以五苓散加味，主攻利水消肿，尽快缓解症状。水肿减轻后，再加益气健脾，减弱调整淡渗利水药物，以徐徐图之。出院前患者水肿基本消退，脾气渐复；缓则治本，匪去复耕，遂用药兼顾益气健脾益肾，活血化瘀利湿。

病案 4

吉某某，男，19 岁，2022 年 5 月 31 日初诊。

主诉：反复颜面及双下肢水肿 8 月，复发加重 10 天。

病史：8 月前患者无明显诱因出现腹胀、腹痛，双眼睑及双下肢水肿，逐渐加重，7 月前至当地医院就诊，肾穿刺活检示微小病变性肾病伴轻度急性肾小管损伤。查见血清白蛋白 11.9 g/L，血钾 6.93 mmol/L，血肌酐 137.6 μmol/L，血尿酸 443.0 μmol/L，诊断为"肾病综合征伴微小病变、急性肾衰竭、急性胃黏膜病变"。予泼尼松龙抗炎、黄葵胶囊减少蛋白尿等治疗后好转。出院后口服强的松维持治疗。10天前患者出现腹胀、腹痛，双眼睑及双下肢水肿进行性加重。为求进一步中西医治疗至我院就诊。查见尿微量白蛋白：5818 mg/L、尿微量白蛋白/尿肌酐比 409.67 mg/mmol，24 小时尿蛋白定量 6265.2 mg，血清白蛋白 13.3 g/L。症见双眼睑浮肿，下肢水肿、皮肤紧绷，阴囊轻度水肿，腹胀，腹痛，畏寒，疲倦乏力，腰膝酸软，小便泡沫多。纳眠尚可，大便可，近期体重增加 4 kg。舌红，苔白腻，脉细弱。

西医诊断：肾病综合征伴微小病变性肾小球肾炎。

予强的松抑制免疫，抗凝等对症治疗。

中医诊断：水肿病。

辨证：脾肾阳虚，瘀结水停。

治法：益气温阳，健脾利水，化湿活血。

方药：

桂枝 10 g	白附片 15 g	山药 15 g	山茱萸肉 15 g
生地黄 30 g	盐泽泻 15 g	牡丹皮 15 g	茯苓 30 g
白土苓 30 g	黄芪 30 g	防己 15 g	白术 20 g
烫水蛭 5 g	猪苓 20 g	泽兰 20 g	干益母草 15 g
地龙 15 g			

煎服法：水煎服，共6剂。

方用金匮肾气丸、防己黄芪汤合五苓散，以温肾助阳，温阳化气，健脾利水渗湿；烫水蛭、地龙、干益母草化瘀凉血。6剂后患者双眼睑浮肿减轻，双下肢水肿减轻，皮肤无紧绷感，阴囊无水肿，腹胀减轻。

二诊：查24小时尿蛋白定量 6518 mg，血清白蛋白 21.7 g。尿微量白蛋白 5163 mg/L、尿微量白蛋白/尿肌酐比 355 mg/mmol。尿蛋白仍控制不佳，予他克莫司联合激素抑制免疫。前方6剂后，患者双眼睑浮肿减轻，双下肢水肿减轻，皮肤无紧绷感，阴囊无水肿，腹胀减轻。畏寒症状稍减。使用他克莫司2天后，出现疲倦乏力加重，感咽痛，咽部稍充血，大便稍干。予处方6剂。

辨证：脾肾阳虚，瘀结水停，风热袭咽。

治法：益气温阳，清热利咽，健脾利水。

方药：

桂枝 10 g	白附片 15 g	山药 15 g	山茱萸肉 15 g
生地黄 30 g	盐泽泻 15 g	牡丹皮 15 g	茯苓 30 g
白土苓 30 g	黄芪 30 g	防己 15 g	白术 20 g
烫水蛭 10 g	猪苓 20 g	泽兰 20 g	喜树果 15 g
地龙 15 g	半枝莲 15 g	白花蛇舌草 15 g	酒女贞子 15 g
干益母草 10 g	大黄 5 g	蝉蜕 15 g	炒僵蚕 15 g

于前方基础上，加半枝莲、白花蛇舌草、蝉蜕、炒僵蚕、喜树果清热利咽，祛风散结，大黄清热凉血通便，酒女贞子滋肾阴。

出院前患者疲倦乏力好转，无明显畏寒咽痛。复查尿微量白蛋白 114 mg/L，血清白蛋白 23.9 g，1 周后复查 24 小时尿蛋白定量转阴，无明显不良反应。半年及 1 年回访复查结果，尿蛋白定性、定量均为阴性。

【按语】该患者年轻，微小病变型病理分类提示治疗及预后均偏好。确诊时，血清白蛋白 11.9 g/L；初次至我院就诊时，血清白蛋白 13.3 g/L，24 小时尿蛋白定量约为 6.2 g。水谷精微随小便流失过多，气随精脱，元阳、精血亏虚，水湿内聚，见畏寒，疲倦乏力，腰膝酸软，水肿明显，苔白腻，脉细弱，为典型的脾肾阳虚水停证；舌红为气虚精亏之假象。用上方温肾助阳，温阳化气，健脾利水，12 剂后症状明显好转。但患者仍有大量尿蛋白，若不尽快控制，精微物质继续流失，治疗效果无法留存，方加用他克莫司抑制免疫，显效甚速。此案中药辨证治疗缓解症状效果明确，然尽快控制大量尿蛋白确实力有未逮，激素加免疫抑制剂联合中药治疗后，生效快，维持未复发时间久，实属疗效理想。

病案 5

谭某，男，30 岁，2018 年 12 月 12 日复诊。

主诉：发现血肌酐升高伴反复颜面、下肢水肿 3 年余。

病史：3 年前，患者因颜面及双眼睑水肿，至四川省中医院就诊，查见血肌酐 140 μmol/L，尿蛋白（++），血压 160/80 mmHg①，心脏彩超提示心脏长大，

————————

① 1 mmHg≈0.133 kPa。

诊断为"慢性肾功能不全，高血压病，心肌缺血"，给予复方 x-酮酸片、金水宝、阿魏酸钠、拜新同、安博维、碳酸氢钠片等保肾、降压、降蛋白对症治疗后，患者血肌酐较前略有下降，但尿蛋白仍（++）。3 年前开始长期于吴巍教授门诊处治疗，用雷公藤多苷配合中药治疗，24 小时尿蛋白定量逐渐由 3 g 降至 0.6 g 左右，后常规肾衰竭治疗。3 周前患者因水肿复发就诊，查见 24 小时尿蛋白定量 5313 mg，血肌酐 122.6 μmol/L。症见神疲乏力，双眼睑略浮肿，腰酸，盗汗，心悸，偶有头晕、失眠。舌质红，有裂纹，苔白腻，脉沉细。

西医诊断：肾病综合征，慢性肾衰竭。

予甲强龙、强的松规律治疗。

中医诊断：水肿病。

辨证：阴虚湿热，湿浊血瘀。

治法：滋阴降火，健脾安神，祛湿化瘀。

方药：

知母 15 g	黄柏 15 g	熟地黄 15 g	山茱萸 15 g
山药 15 g	茯神 15 g	牡丹皮 15 g	泽泻 15 g
佩兰 15 g	薏苡仁 15 g	酸枣仁 15 g	滑石 15 g
桃仁 15 g	烫水蛭 10 g	珍珠母 15 g	酒黄连 10 g

煎服法：水煎服，共 10 剂。

患者久病，反复发作，迁延不愈，以致肾元阴阳衰惫，气化不行，湿浊血瘀内蕴，气不行水。水肿复发后予激素治疗，出现典型阴虚热盛，见盗汗失眠，心悸头晕，予知柏地黄丸加珍珠母、酸枣仁，以滋阴清热、宁心潜阳安神；佩兰、酒黄连、滑石、薏苡仁化湿利水；桃仁、烫水蛭活血化瘀。

二诊：患者盗汗、心悸明显减轻，头晕、失眠频率下降，仍感疲倦乏力，腰酸，舌脉基本如前。予下方 10 剂。

辨证：气阴两虚，湿浊血瘀。

治法：养阴益气，化瘀凉血，清热除湿。

方药：

南沙参 30 g	黄芪 20 g	地龙 15 g	桃仁 15 g
红花 15 g	骨碎补 15 g	伸筋草 15 g	补骨脂 15 g

| 茯苓 15 g | 山茱萸 15 g | 牡丹皮 15 g | 烫水蛭 10 g |
| 土鳖虫 15 g | 川芎 15 g | 酒黄连 10 g | |

此刻患者急证虚热已去大半，病情主证回归为慢性肾病之血瘀湿浊，气阴亏虚，改取补阳还五汤治疗久病因虚致瘀之意，患者当前血虚不甚，去当归、赤芍，加烫水蛭、牡丹皮、土鳖虫，以破血逐瘀凉血，减量黄芪，使化瘀不伤正气；合半个地黄丸的茯苓、山茱萸、牡丹皮，加骨碎补、补骨脂、伸筋草以益肾脾，强筋骨，通经络；南沙参养阴益气，酒黄连清热燥湿，以防虚热再起。

三诊：前方用完后，腰酸、疲倦乏力症状明显好转。2 天前不慎受凉，鼻塞流涕，咽痛干咳，咽喉部充血，时感头面部发热，睡眠较差，予下方 8 剂。

辨证：风热袭表，阴虚湿热。

治法：辛凉透表，清热养阴。

方药：

金银花 15 g	连翘 15 g	虎杖 15 g	板蓝根 15 g
炒栀子 15 g	北沙参 15 g	女贞子 15 g	酒黄连 10 g
石韦 15 g	烫水蛭 10 g	酸枣仁 15 g	茯神 15 g

患者阴虚湿热，外感易化风热，方用金银花、连翘辛凉透表，板蓝根、虎杖解毒利咽，炒栀子、酒黄连清火除烦，北沙参、石韦养阴清肺，酸枣仁、茯神宁心安神，单味女贞子滋阴补肾，烫水蛭化瘀。

四诊：前方 7 剂左右，患者鼻塞咽痛，发热干咳感基本消失，后 10 天无明显不适，未复诊。1 天前出现心悸，胸闷，自觉短气，时欲深呼吸，腰酸稍作，舌红偏暗，苔白腻，脉沉细。予处方 8 剂。

辨证：阴虚血亏，血瘀湿浊。

治法：化瘀养血，益肾健脾。

方药：

赤芍 15 g	酒川芎 15 g	当归 10 g	地龙 15 g
黄芪 20 g	桃仁 15 g	红花 15 g	生地黄 15 g
淫羊藿 15 g	烫水蛭 10 g	骨碎补 15 g	瓜蒌 15 g
薤白 15 g	丹参 20 g	茯苓 15 g	白术 15 g

患者自觉症状减轻后未及时复诊，其气阴亏虚，湿浊血瘀却仍在影响脏腑

功能。气阴亏虚，血瘀阻络，新血不生，心络失养；痰湿内阻，扰动心神，致心悸复发。仍用补阳还五汤化瘀补虚，加烫水蛭、丹参，以补气养血、活血通络；加瓜蒌、薤白通阳散结，行气祛痰；骨碎补、淫羊藿补肾阴阳；茯苓、白术健脾除湿。此方8剂后心悸胸闷减缓，续服8剂。

五诊：前方用药期间复查24小时尿蛋白定量1次为173 mg，1次为1325 mg；用药10天后，患者复诊，胸闷、欲深呼吸感减轻，仍感倦怠乏力，心悸，唇色稍苍白，食欲稍差，舌淡红，苔白腻，脉沉细。复查大便隐血阳性，血红蛋白89 g/L，予处方12剂。

辨证：气虚血亏，脾肾亏虚。

治法：缓补气血，健脾益肾。

方药：

黄芪20 g	当归15 g	生地黄15 g	酒川芎15 g
白芍15 g	党参20 g	茯苓15 g	白术15 g
炙甘草6 g	灵芝15 g	红景天15 g	绞股蓝15 g
制黄精15 g	地榆15 g	槐花15 g	薏苡仁15 g
垂盆草15 g			

患者用药后，瘀血标证暂缓，邪去正虚，气虚气不摄血，血虚心失所养，属于病情的平稳期，邪去正未安。治当扶正，以黄芪八珍汤加薏苡仁，人参换为党参，益气健脾，养血和营，健脾摄血；加红景天、灵芝、制黄精、绞股蓝益气健脾，养肺益肾；地榆、槐花凉血止血，垂盆草清热利湿，以防补益化热生湿。红景天、灵芝、黄精、绞股蓝为吴巍老师常用补益经验方"彩精灵"，用于各种免疫力低下的虚劳患者，方中红景天益气活血、通脉平喘、补脾肺气阴，灵芝补气安神、益心肺肝肾，绞股蓝益气健脾、化痰止咳、清热解毒、益肺脾，黄精益气养阴、健脾、润肺、益肾，整个方子益气健脾，养肺益肾，四药四彩，取名彩精灵。

六诊：上方用完后患者心悸乏力减轻，唇色渐红润，食欲渐复。复查血红蛋白升至100 g/L左右。1月后患者水肿复发，24小时尿蛋白定量为3935 mg，病情平稳，遂联合环磷酰胺治疗。开始冲环磷酰胺时，疲倦乏力、心悸失眠等诸症皆无，尚有腰酸，舌淡红，苔薄，脉沉细。予处方8剂。

辨证：肾虚血瘀。

治法：补肾强筋，化瘀活络。

方药：

南沙参 20 g	制首乌 15 g	女贞子 15 g	墨旱莲 15 g
木瓜 15 g	烫水蛭 9 g	地龙 15 g	白及 15 g
地榆 15 g	槐花 15 g	垂盆草 20 g	五味子 15 g

此刻病情缓和，以少量药味缓补肝肾，舒筋强腰，方用二至丸、何首乌、五味子补肝肾、强筋骨，木瓜祛风湿、舒筋活络。既往消化道出血可能性大，用药收敛伤口，预防出血，白及、地榆、槐花、五味子加强凉血，收敛止血。水蛭、地龙化瘀通络，以免止血留瘀及病情传变生瘀，垂盆草清热利湿。8 剂后患者腰酸渐缓，诸症平和，无特殊不适，舌脉如前，复查大便隐血阴性，复予此方 8 剂。

七诊：上方用完后，复查 24 小时尿蛋白定量为 1342 mg，未用利尿剂，患者下肢水肿渐起，动时易出汗，大便秘结，无短气、疲倦乏力等症，舌红，苔白黄腻，脉沉。予处方 12 剂。

辨证：水湿内停，肾虚血瘀。

治法：逐水泄热，养阴益肾，活血化瘀。

方药：

北沙参 30 g	南沙参 20 g	制首乌 15 g	女贞子 15 g
墨旱莲 15 g	桃仁 15 g	红花 10 g	炒牵牛子 15 g
车前子 15 g	泽泻 15 g	酒川芎 15 g	烫水蛭 9 g
浮小麦 20 g			

患者暂无腰酸，以上方去五味子、木瓜，用二至丸合何首乌补肝肾；前方已收敛止血较久，尚无出血之虞，遂减止血收敛药，加烫水蛭、桃仁、红花化瘀；患者水湿渐起，为防利尿剂伤阴，阴液稠积成痰成瘀，遂以车前子、泽泻配牵牛子峻下逐水。牵牛子为峻下逐水药中相对温和之品，《本草新编》："夫牵牛利下焦之湿，于血中泄水，极为相宜……但水从下受，凡湿邪从下受者，乃外来之水邪……唯真正水邪，用牵牛利之始效应如响，可见牵牛止可治外来之水，而不能治内伤之湿也明矣……外邪之水，手按皮肉，必然如泥；内伤之水，

手按皮肉，必随按随起。"前方调之，目前暂无明显正虚之虑，配合南沙参、浮小麦，养阴益气生津敛汗，使逐水而不伤阴，泄浊而不伤正。

12剂用后，水肿渐消，大便通畅，复查24小时尿蛋白定量为915 mg。使用环磷酰胺后24小时尿蛋白定量均在1 g左右。之后患者长期规律治疗，24小时尿蛋白定量多控制在1 g以内，血肌酐长期维持在110~130 μmol/L，不再赘述。

【按语】患者初次因水肿就诊时，已肾功能不全，其本虚标实之证的夹杂转化较肾功能正常者更复杂。气虚易外感，阴亏易化热，湿浊血瘀易伤脏腑等等，证型变化如跷跷板，常"按下葫芦又起瓢"。病机复杂，又如十壶九盖，不可能同时兼顾所有证候。特别应用大量激素期间，证型变化更加明显。治疗当找准这段时间其证型变化之根源：脾肾气阴亏虚，湿浊血瘀，以此为支点，如脚踩平衡木，灵活辨证用药，以平稳病情。患者为青年男性，代谢旺盛，肾脏负担大，在已达慢性肾脏病3期，长期反复尿蛋白阳性的情况下，能保持8年时间至今，维持肌酐清除率无显著升高，及时正确的辨证治疗功不可没。

病案6

王某，男，30岁，2023年3月28日初诊。

主诉：反复双下肢水肿1年半，持续性左下腹疼痛10+小时。

病史：患者于2022年6月无诱因出现双眼睑及双下肢浮肿，于湖南当地医院查见24小时尿蛋白定量为3 g，诊断为肾病综合征，予口服甲泼尼龙48 mg qd，用药2月，尿蛋白控制不佳，病情反复。调整为口服泼尼松60 mg qd，用药约5个月，尿蛋白反复。后又调整为口服甲泼尼龙加他克莫司2 mg bid，尿蛋白控制情况不明，2月后自行停用他克莫司，甲泼尼龙目前减至36 mg qd。7天前因"持续性左下腹疼痛10+小时"，诊断为"①急性胰腺炎；②肾病综合征；③低蛋白血症；④多浆膜腔积液"，入住消化科。消化科查见血清白蛋白16.9 g/L。3天后复查血清白蛋白为11.9 g/L，24小时尿蛋白定量为1193.86 mg。双下肢中度水肿，双侧胸腔积液、腹腔积液，少尿。经禁饮禁食、补液等对症治疗，患者腹痛好转，全身水肿加重，转至我科治疗。查见尿生化尿微量白蛋白5699 mg/L、尿微量白蛋白/尿肌酐比410.43 mg/mmol，24小时尿蛋白定量为6840 mg。双眼睑、双下肢轻度水肿，背部及腹部见大量条索状水疱，其中多处水疱破溃、结痂，新破溃处渗液，腹部稍膨隆，移动性浊音（+），液波震颤（+），右上腹轻压痛，无反跳痛及肌紧张，双肾区无叩痛。全身皮肤可见痤疮样皮疹，色红，无脱屑，听诊双肺呼吸音稍粗，双下肺无呼吸音。症见腹胀，心累、疲倦乏力，动则加重，无腹痛，食欲减退，眠可，昨日小便量 1400 mL，大便稍稀。舌淡红，苔黄腻，脉滑。予激素联合吗替麦考酚酯行免疫抑制治疗。

西医诊断：肾病综合征。

中医诊断：水肿病。

辨证：水湿浸渍，气虚血瘀。

治法：助阳化气，行气利水。

方药：

黄芪 30 g	茯苓皮 15 g	大腹皮 15 g	盐泽泻 15 g
猪苓 15 g	山慈菇 15 g	桂枝 15 g	全蝎 5 g
烫水蛭 5 g	醋香附 15 g	麸炒枳壳 15 g	隔山撬 15 g

煎服法：水煎服，共 7 剂。

方用黄芪益气，五苓散助阳化气，合五皮饮之义，以茯苓皮、大腹皮行水消肿；醋香附、麸炒枳壳行气宽胸，助气行水；山慈菇清热解毒，隔山撬补益肝肾，全蝎、烫水蛭化瘀通络。患者本有肾气亏虚、水湿停滞，又因胰腺炎禁饮禁食，补液较多，水湿更盛，以至胸膈、皮肤水湿泛溢，此方重在行气利水，药少力专。7 剂后水肿明显减轻，皮肤条索状水疱明显缩小，舌脉证基本同前，复查 24 小时尿蛋白定量为 1478.52 mg，尿白蛋白 28.9 g/L。效不更方，复用 4 剂。

二诊：上方用完后 3 日，水肿基本消退，腰腹部皮肤条索状水疱基本收缩结痂。无明显腹胀，仍感心累、疲倦乏力，较前稍好转，活动易出汗，食欲较前好转，舌红，苔黄腻，脉数。予处方 7 剂。

辨证：气虚血弱，瘀热内生。

治法：益气健脾，养血化瘀。

方药：

黄芪 30 g	太子参 30 g	鸡血藤 15 g	山慈菇 15 g
煅龙骨 15 g	糯米藤根 30 g	浮小麦 15 g	金银花 15 g

地龙 15 g	烫水蛭 5 g	醋香附 15 g	豆蔻 15 g
丹参 15 g	酒川芎 15 g	连翘 15 g	

方用黄芪、太子参益气健脾生津；金银花、连翘、山慈菇清热解毒，配合黄芪托疮生肌；鸡血藤配地龙、烫水蛭，丹参、酒川芎，以养血凉血，逐瘀通络；醋香附、豆蔻宽中化湿；糯米藤根清热解毒，健脾利湿，消肿散瘀；煅龙骨、浮小麦重镇收敛。

出院时患者全身无明显水肿，心累、乏力基本缓解，食欲正常，汗亦收敛，复查 24 小时尿蛋白定量转阴。

【按语】患者确诊肾病综合征 1 年，病情反复，就诊时尚在使用较大量激素控制病情。患者脾肾两虚，脾胃气虚，水液停聚，水气流溢为水肿，气虚无以行血，血行不畅，血脉壅塞。营血闭阻不通，水液运行受影响而加重水肿；水病及血，水液停聚，血液流行不畅加重血瘀。血络受损，气滞血行不畅，而成腹痛。患者初诊时水湿内盛，外溢肌肤，治疗重在利水渗湿，辅以化瘀健脾；二诊时，邪去正虚，重点转至扶正养血化瘀，当根据患者辨证随病程变化随证加减，灵活调整治法重点。

病案 7

李某，男，36 岁，2020 年 10 月 26 日初诊。

主诉：发现泡沫尿 1+年，夜尿增多 3 月。

病史：1 年前患者无明显诱因出现泡沫尿，未予重视，3 月前患者无明显诱因出现夜尿增多，至南充市中心医院体检，尿常规提示尿蛋白（++++）。11 天前患者因咳嗽咯痰，至南充市中心医院住院治疗，诊断为"①肾病综合征膜性肾病（Ⅲ期）；②高尿酸血症；③急性上呼吸道感染"。2020 年 10 月 16 日查尿常规示尿蛋白（++）；尿白蛋白/尿肌酐比 667.30 mg/g；肾穿刺活检结果示Ⅲ期膜性肾病。2020 年 10 月 22 日 24 小时尿蛋白定量结果示 3.99 g，2020 年 10 月 23 日查为 2.99 g，2020 年 10 月 24 日查为 3.63 g。肾功能显像结果示双肾滤过功能基本正常，左肾 GFR 值 67.12 mL/min、右肾 GFR 值 67.91 mL/min。2020 年 10 月 16 日查颈部血管彩超示右侧锁骨下动脉斑块形成（狭窄<50%）。至我院就诊时，查尿常规见红细胞 39.00/μL、尿隐血（+）、尿蛋白（+++），尿生

化检查示尿微量白蛋白 2596.00 mg/L、尿微量白蛋白/尿肌酐比 248.81 mg/mmol,血清白蛋白 37.20 g/L。症见神清,精神尚可,咽痒不适,腰酸,小便泡沫多,稍有滞涩感,无咳嗽咯痰,无下肢水肿,大便稀溏,4～5 次/天。舌红偏暗,舌下络脉稍粗紫,苔白黄腻,脉涩。

西医诊断:肾病综合征,膜性肾病(Ⅲ期)。

中医诊断:水肿病。

辨证:风热未尽,痰瘀湿热。

治法:清热利湿,消痰散瘀。

方药:

姜黄 15 g	炒芥子 15 g	半枝莲 15 g	白花蛇舌草 15 g
炒王不留行 15 g	烫水蛭 10 g	酒川芎 15 g	山慈菇 15 g
鱼腥草 20 g	炒僵蚕 15 g	贯众 10 g	金钱草 15 g

煎服法:水煎服,共 4 剂。

患者 10 天前因上呼吸道感染,治疗后咳嗽咯痰症状好转,然风热未尽,方中鱼腥草、贯众、金钱草、半枝莲、白花蛇舌草、山慈菇疏散风热,利尿化痰,其中半枝莲、白花蛇舌草、山慈菇为吴巍教授常用于清热除湿、利尿消肿、调节免疫的药组。患者舌脉均有瘀血征象,又因膜性肾病多偏痰瘀较重,故取消痰软坚方中炒王不留行、烫水蛭、炒僵蚕、炒芥子药组,合姜黄、酒川芎以消痰散瘀,行气活血。

二诊:2020 年 11 月 4 日查尿生化见尿微量白蛋白 631 mg/L、尿微量白蛋白/尿肌酐比 46.56 mg/mmol;24 小时尿蛋白定量为 2249.8 mg。前方 4 剂后咽部不适、小便滞涩感逐渐减轻,开始甲强龙冲击治疗。目前患者夜寐渐差,畏寒,腰酸,大便稀溏。舌淡偏暗,舌下络脉稍粗紫,苔白腻,脉沉涩。予处方 7 剂。

辨证:肾阳亏虚,痰浊血瘀。

治法:温肾助阳,逐瘀消痰,宁心安肾。

方药:

白附片 30 g	桂枝 15 g	三棱 15 g	炒芥子 15 g
煅瓦楞子 15 g	地骨皮 15 g	盐补骨脂 15 g	烫骨碎补 15 g
酒川芎 15 g	烫水蛭 10 g	蜜远志 15 g	茯神木 15 g

珍珠母 15 g　　　鹿衔草 15 g　　　淫羊藿 15 g

患者表证热邪尽去，肾元亏虚之症显。去前方中清热解毒诸药，去炒王不留行、炒僵蚕，改三棱、煅瓦楞子合炒芥子、烫水蛭、酒川芎，加强破血逐瘀，消痰散结之力。取安肾方中白附片、桂枝、淫羊藿、盐补骨脂之框架，合烫骨碎补、鹿衔草以温阳滋肾，强腰散寒；另以蜜远志、茯神木、珍珠母安神定志，地骨皮凉血降火以衡温补之力。患者虽用激素，但并未按常规使用药物滋阴降火，盖因用药辨证。此患者以肾阳亏虚为主证，使用激素后并未出现阴虚阳亢的症状，故用温肾补阳之品，仅一味地骨皮凉血清虚火，以缓温热之力。前方用完后畏寒，腰酸症状减轻，大便较前成形，睡眠稍可。出院时续用此方 6 剂。

三诊：1 月后门诊复诊，尿常规示红细胞 16.40/ μL、尿隐血（±），24 小时尿蛋白定量为 931.2 mg，尿白蛋白 40.6 g。患者出院中药服完后畏寒腰酸症状基本缓解，未再用药。近日逐渐出现疲倦乏力，少气懒言，小便滞涩感，舌边尖红，舌下络脉稍紫暗，苔白腻，脉沉。予处方 7 剂。

辨证：气虚血瘀，湿热下注。

治法：清热利湿，益气健脾，活血化瘀。

方药：

黄芪 30 g　　　太子参 30 g　　　烫水蛭 10 g　　　地龙 15 g

酒川芎 15 g　　　石韦 15 g　　　淡竹叶 15 g　　　金樱子肉 15 g

千里光 15 g　　　绞股蓝 15 g　　　灵芝 15 g　　　三七 10 g

蜜远志 15 g　　　泽泻 15 g　　　车前子 15 g

方用千里光、石韦、淡竹叶、泽泻、车前子利水渗湿泄热，金樱子肉涩精止泻以防清利过度；黄芪、太子参、绞股蓝、灵芝益气健脾生津，烫水蛭、地龙、酒川芎、三七凉血散瘀，远志安神。用药后症状好转，未再服药。

两月后门诊复查：24 小时尿蛋白定量为 377 mg。之后近 3 年定期门诊复查，尿生化指标基本维持转阴，24 小时尿蛋白定量基本正常。

四诊：2023 年 8 月 16 日，因"咳嗽咽痛 1 天"复诊。当下长期维持甲强龙 4 mg biw。2023 年 8 月 16 日查见尿微量白蛋白 70 mg/L，24 小时尿蛋白定量 222.6 mg。症见双侧眼睑浮肿，乏力、关节酸痛，咽痛、咽部红肿，咳嗽咯痰，痰色黄带血丝，伴尿痛，无双下肢水肿，纳可，眠欠佳；舌质红，苔黄腻，脉滑数。

辨证：外感风热，灼伤血络。

治法：疏风清热，解毒利咽，化瘀止血。

方药：

金银花 15 g	木贼 15 g	荷叶 15 g	酒黄芩 15 g
连翘 15 g	藿香 15 g	炒白扁豆 15 g	烫水蛭 3 g
全蝎 5 g	山慈菇 15 g	鱼腥草 15 g	半枝莲 10 g
大青叶 15 g	板蓝根 15 g	白及 15 g	

以金银花、连翘、木贼疏散风热；山慈菇、鱼腥草、半枝莲、大青叶、板蓝根清热利咽；烫水蛭、全蝎加白及化瘀止血消肿；藿香、炒白扁豆化湿健脾。用药后患者热证渐退，身痛、咽痛、尿痛好转，双眼睑浮肿消退，4天后及8天后复查尿生化均转阴。

【按语】患者痰浊血瘀征象明显，前两诊皆用吴巍教授据多年临床实践所拟定之消痰软坚方，以消痰化瘀，软坚散结。其组方为三棱、莪术、王不留行、白芥子、瓦楞子，方中三棱与莪术为君药，既能入血分破血，又能入气分行气散滞；王不留行活血通经为臣药，瓦楞子消痰化瘀、软坚散结，白芥子温通经络、利气豁痰，同时助三棱等化瘀软坚之力，共为佐药；另配以水蛭等虫类药破瘀活血。组方中佐以"温药及行气之品"，体现出"阴邪者得温则散"之理，痰瘀皆属阴邪之致病因素，贯穿疾病发展始终，得温则气血行，能增强整体药性。诸药合用，共奏消痰化瘀、激浊扬清之功。然白芥子辛温走散，耗气伤阴，三棱、莪术破血行气，久用均易耗气伤阴，第三诊时患者证象偏气虚湿热，不宜攻逐过猛，且痰瘀较前稍微减轻，尿蛋白、水肿亦明显好转，故方以扶正活血清热为主。此患者效佳，治疗后平素尿蛋白基本阴性，本次外感导致尿蛋白稍复发，及时予木贼贯众煎治疗后，尿蛋白亦随表证渐去而转阴。更佐证了吴巍教授所总结出难治性肾病综合征，水毒交攻、痰瘀互结和精竭阳衰三大方面的发病机理。根据风热、水湿、湿热、痰瘀之患，元阳、精血之亏，酌情辨证用药，多能起到较好的治疗效果。

病案 8

严某，女，15 岁，2018 年 10 月 20 日初诊。

主诉：全身水肿 1 余年，咳嗽、头昏 7 天。

病史：入院前 1 余年，患者无明显诱因出现全身水肿，到四川省人民医院就诊，查肾穿刺提示肾病综合征，微小病变型，给予强的松、他克莫司等对症治疗后，患者水肿逐渐消退，出院后口服强的松 40 mg qd。他克莫司等药物，激素在医生指导下减量，于 2018 年 11 月将强的松减至 10 mg qd，病情反复，又出现水肿、蛋白尿，再次到四川省人民医院就诊，诊断同前，给予强的松 40 mg qd，他克莫司等药物治疗，水肿逐渐消退，病情好转出院。4 月前，患者因腹痛，到四川省人民医院就诊，查尿蛋白增多，诊断为"急性胰腺炎、肾病综合征"，经抗感染等治疗后病情好转，出院后服用"强的松 40 mg qd、五酯胶囊、血脂康胶囊、骨化三醇"等药物维持治疗。2 月前，患者因"全身水肿 1 年，头昏恶心乏力 2 小时"就诊于我院，诊断为"①肾病综合征；②椎基底动脉供血不足急性发作；③高尿酸血症；④混合性高脂血症；⑤低钾血症"，经提高免疫等治疗后症状好转，出院后服用"双嘧达莫片 25 mg tid、阿魏酸哌嗪片 200 mg tid、甲泼尼龙 40 mg qd、脉血康胶囊 2 粒 tid、卡托普利 25 mg qd"等治疗。入院前 16 天，患者在医生指导下将甲泼尼龙减量为 36 mg qd，入院前 7 天，患者受凉后出现鼻塞、流涕，恶寒，无发热、咳嗽、咯白色黏稠痰，无咽痛，伴头昏，时有头痛，无双下肢水肿，无肉眼血尿，无视物旋转未予以特殊处理。今日患者到我院门诊复查 24 小时尿蛋白定量，结果为 8382.7 mg，症见：神清、神差、鼻塞、流涕，恶寒，头昏，头痛，无发热，咳嗽，咯白色黏稠痰，无咽痛，无双下肢水肿，无肉眼血尿，无尿频、尿急、尿痛，无晕厥，饮食欠佳，睡眠正常，大便干燥，小便正常，近期体重无明显变化。舌红，苔黄腻，脉滑数。辅助检查尿常规示尿蛋白（+++）。

西医诊断：肾病综合征。

中医诊断：肾水。

辨证：气阴两虚，湿毒内蕴。

治法：益气阴，利湿热，解毒活血。

方药：

木贼 15 g	贯众 15 g	酒黄芩 15 g	炒栀子 15 g
蜜百部 15 g	大青叶 15 g	板蓝根 15 g	桑白皮 15 g
浙贝母 15 g	烫水蛭 10 g	地龙 15 g	桃仁 10 g
红花 10 g	酒川芎 15 g	甘草 5 g	

煎服法：中药 12 剂，每天 1 剂，免煎，口服。

二诊：服 12 剂，已无明显不适，尿蛋白（＋＋）。舌暗红，苔薄白，脉滑。隔日服强的松 5 mg。在此期间感冒 1 次，病情稳定。以上方略事化裁，连服 30 余剂，停服强的松，尿蛋白阴性，病情稳定。

【按语】肾病综合征患者往往初起就诊于西医，常首选激素类药物进行治疗。其中有相当部分患者对激素类药物敏感而症状消失，尿检阴性，并对激素产生依赖现象，当激素减量到一定程度即出现反跳而病情复发。吴巍教授同时主张在递减激素量时，配合中药疗法。一则可巩固疗效，在激素减量时不出现反跳现象；二则控制激素副作用的出现，起到治病防变的作用。然而对激素产生依赖现象的患者，临床上常无证可辨。此案患者素体脏腑虚损，正气不足，外感水湿，或因肺失通调，脾失健运，肾失开合导致湿从内生，脾肾亏虚，湿邪不化，阳滞日久，容易热化，而为湿热。或失治，误治，发汗、下利太过，耗伤阴液，滋生内热；或过服温补，阳复太过；或用激素等药物，每易生热，热与水湿相合形成湿热。所以吴巍教授选用木贼、萆薢、黄芩清热利湿；桑白皮清热利水消肿；大青叶、板蓝根利咽，百部止咳；烫水蛭、地龙、桃仁、红花、酒川芎活血化瘀。

全方治疗湿热型肾病，可改善患者的临床症状，消除或减少尿蛋白，同时具有提高血清白蛋白、消肿、降脂等作用，且药后感染外邪机会及病情反跳明显减少，激素维持量适当减少，并使勤复发患者的完全缓解率提高、复发率降低。此病案亦可以看出吴巍教授十分强调瘀血在难治性肾病中的重要作用，他认为既属难治性，必非初病，故瘀血一方面作为病理产物贯穿疾病始终，另一方面加重病势，是阻碍病情转归的重要因素。

病案9

范某，男，12岁，2019年5月20日初诊。

主诉：双下肢水肿10余天。

病史：入院前10天患者出现双下肢水肿，于当地医院检查后诊断为慢性肾炎综合征，期间患者未经任何治疗。患者今日于我院就诊，门诊以"慢性肾炎综合征水肿待诊"收入住院，入院症见神清，精神尚可，双下肢水肿，颜面部轻度水肿，小腹部坠胀，无乏力，腰膝酸软，无发热恶寒、咽痒、咽痛、咳嗽，无汗出，无胸闷、气紧、呼吸困难，无尿频、尿急、尿痛，无恶心呕吐，纳眠可，二便正常，体重未见明显变化。舌红，苔薄黄腻，脉弦滑。

西医诊断：肾病综合征，肺部感染，高脂血症。

中医诊断：水肿。

辨证：风热犯肺证。

治法：化痰消瘀。

方药：

赤芍 15 g	酒川芎 15 g	当归 20 g	地龙 15 g
黄芪 30 g	桃仁 15 g	红花 15 g	陈皮 15 g
茯苓皮 15 g	大腹皮 15 g	桑白皮 15 g	

煎服法：水煎服，共7剂。

二诊：患者神清，神尚可，颜面部水肿减轻，小腹部坠胀感缓解，无乏力、腰膝酸软，无发热恶寒、咽痒、咽痛，咳嗽，无汗出，无胸闷、气紧、呼吸困难，无尿频、尿急、尿痛，无恶心呕吐，纳眠可，二便正常，舌质红，苔黄腻，脉滑数。

治法：清热除湿，活血通络。

方药：

连翘 10 g	炒栀子 10 g	薏苡仁 15 g	灵芝 10 g
莲子 10 g	白术 15 g	南沙参 20 g	绞股蓝 10 g
烫水蛭 6 g	黄芪 20 g	防风 10 g	虎杖 10 g
夏枯草 10 g	山慈菇 10 g	甘草 5 g	

煎服法：水煎服，共7剂。

【按语】本病以肺、脾、肾三脏受损，水湿内停是其主要病机，然因水痰同源，若肾病反复发作，水湿内停日久不去，则凝为顽痰，加之久病入络致瘀血内生，正如王清任所谓"久病入络为瘀"。因此，肾病患者水湿内盛，既形成痰浊，又导致血瘀，痰瘀闭阻肾络复又为害，而致病情冗长，反复难愈，面色黧黑萎黄，肌肤瘀点或色素沉着，全身浮肿或不肿，尿少。所以吴巍教授在初诊时先选择化痰消瘀，予以赤芍、酒川芎活血化瘀行气、当归、地龙、桃仁、红花活血通络，黄芪、陈皮、茯苓皮、大腹皮、桑白皮利水消肿。

难治性肾病综合征的发生、发展和转归过程中有免疫紊乱与反复感染两大特点，难治性肾病综合征患者死亡的原因主要有三个：感染、肾功能衰竭、冠心病。外邪侵袭是本病主要诱发因素。《诸病源候论·血病诸候》云："风邪入于少阴而尿血"。慢性肾炎患者脏腑亏虚，正气不足，不能抵抗外邪，外感之邪乘虚而入，伤及脏腑，使病情在基本稳定的情况下加重或迁延反复，如外感风邪，侵袭肺卫，肺气失于宣畅，不能通调水道，形成风水相搏，发为水肿；或外感水湿，湿邪内侵，困遏脾阳，脾失升清，水无所制，发为水肿。所以二诊时治以清热除湿，活血通络，予以连翘、炒栀子、山慈菇、虎杖疏风清热；薏苡仁利水渗湿、莲子益肾固精，南沙参益气化痰养阴，灵芝补气安神，绞股蓝益气健脾。吴巍教授习惯灵芝、绞股蓝合用用于各种免疫力低下的虚劳患者益气健脾，养肺益肾。烫水蛭活血通络，黄芪、防风、白术为玉屏风散益气固表。

病案10

王某，男，62岁，2019年9月5日初诊。

主诉：双下肢水肿4月，加重10天。

病史：4月前患者无明显诱因出现双下肢凹陷性水肿，解泡沫尿，小便量正常，疲倦乏力，不伴胸闷、腹胀、恶心、呕吐、皮肤瘙痒，至成都市第三人民医院就诊，诊断为"肾病综合征"，予以住院治疗，症状未见明显改善并伴颜面浮肿，后于四川大学华西医院就诊，予抑制免疫、降尿蛋白、防止骨质疏松等对症治疗后水肿改善。10天前患者双下肢水肿加重，为求进一步诊治，今日于我院门诊就诊，门诊以"肾病综合征"收治入院。入院症见四肢水肿，伴颜面浮肿，乏力，活动后伴心累、喘息，泡沫尿，小便量正常，无尿频、尿急、尿痛，无肉眼血尿，大便正常，纳眠可，近期体重无明显变化。舌红，苔中后部黄腻，脉滑数。

辅助检查：2019 年 1 月 12 日于四川大学华西医院查得肝功能血清总蛋白 36.9 g/L↓，白蛋白 17.7 g/L↓，球蛋白 19.2 g/L↓，白蛋白/球蛋白 0.92↓，胱抑素 C1.26 mg/L，胆固醇 7.46 mmol/L，低密度脂蛋白胆固醇 4.67 mmol/L，乳酸脱氢酶 230 U/L，尿沉渣尿蛋白（+++）。

西医诊断：肾病综合征，肾性高血压，高脂血症。

中医诊断：肾水。

辨证：湿热内蕴兼血瘀。

治法：清热除湿，活血通络。

方药：

半枝莲 15 g	桂枝 15 g	大腹皮 15 g	盐车前子 15 g
茯苓皮 15 g	赤小豆 15 g	全蝎 6 g	桃仁 15 g
红花 15 g	酒川芎 15 g	炒牵牛子 15 g	泽泻 15 g
猪苓 15 g	赤芍 15 g	烫水蛭 9 g	

煎服法：水煎服，共 7 剂。

二诊：患者神清，精神差，神疲乏力，恶寒怕冷，舌质淡胖，苔白腻，脉沉细。

治法：温阳散寒，利水除湿。

方药：

白附片 30 g	桂枝 15 g	大腹皮 15 g	盐车前子 15 g
茯苓皮 15 g	赤小豆 15 g	地龙 15 g	桃仁 15 g
红花 15 g	酒川芎 15 g	炒牵牛子 15 g	泽泻 15 g
猪苓 15 g	赤芍 15 g	烫水蛭 9 g	

煎服法：水煎服，共 7 剂。

【按语】肾病综合征表现有高度浮肿，并以腰以下肿为甚，伴有便溏、背寒肢冷、面白唇淡、舌淡胖、苔白润、脉沉弱等症，则属阴水范围。主要是由于脾肾阳虚，气不化水，至水液停聚所致。正如张景岳所说："阳旺则气化，而水则为精；阳衰则气不化，而精则为水……水肿之病之所以多阳虚也。"脾肾两脏关系尤为密切，如脾虚不能制水，水湿壅盛，久之损及肾阳；倘肾阳衰微，不能温脾阳，亦致脾虚益甚。先天之本（肾）和后天之本（脾）不能温煦和充养，肾不温煦脾，造成脾虚，脾不充养肾，引起肾虚。临床上，肾先虚之后造成脾虚，或脾先虚造成肾虚，久病造成脾肾皆虚，往往以脾肾气虚证常见，如病情严重，还可渐致脾肾阳虚。如此恶性循环，加重水液泛滥。所以在治疗上健脾、温肾应同时顾及，两者不可偏废。

吴巍教授在治疗难治性肾病的过程中，结合患者多数因长期应用激素，一则可对垂体-肾上腺皮质系统有明显的抑制作用，同时反馈性抑制垂体而引起肾上腺皮质自身分泌功能减退，使机体在肾病综合征后期，特别是肾病综合征缓解后撤退激素过程中，明显表现出元阳不足，于是提出了"温补肾阳、防止复发"的治疗原则。吴巍教授均以元阳不足为其根本，以温补肾阳为主，助命门之火，改善肾上腺皮质分泌功能。肾病综合征以脾阳虚为主的宜用实脾饮以温阳健脾化湿；肾阳虚为主的宜用真武汤或五苓散以温阳化气行水。为加强利尿效果，上述方法中尚可加入石韦、车前子、薏苡仁、益母草等利尿药。黄芪益气且能利尿，对肾病综合征有确切疗效，上述方剂中均可加用。

病案 11

汤某，女，42 岁，2019 年 11 月 23 日初诊。

主诉：反复双下肢水肿伴腰部酸痛 4 年。

病史：患者 4 年前无明显诱因出现双下肢轻度凹陷性水肿，伴有腰部酸痛，无尿频、尿急、尿痛，无肉眼血尿，无心累气紧，在成都市第二人民医院查尿常规提示尿蛋白（++），未查肾功能，未测血压，患者未重视，未做任何治疗。此后反复出现双下肢轻度水肿及腰部酸痛等症状，患者未复查小便。半月前，患者无明显诱因出现右上腹隐痛不适，无厌油、纳差，无黄疸，无放射痛，在成都市第二人民医院做 B 超检查示胆囊结石，尿常规示尿蛋白（++），为求进一步治疗，患者至我院门诊就医，症见腰部酸痛，时有头晕，无颜面四肢水肿，无肉眼血尿，无尿频、尿急、尿痛，睡眠欠佳，纳可，二便调。舌红，苔少，脉弦细。辅助检查示尿蛋白（++）。

西医诊断：慢性肾小球肾炎。

中医诊断：慢性肾风。

辨证：肝肾阴虚。

治法：滋阴补肾。

方药：

生地黄炭 15 g	泽泻 10 g	云茯苓 15 g	山药 15 g
山茱萸 15 g	白茅根 30 g	茜草 15 g	炙远志 10 g
合欢皮 15 g			

煎服法：水煎服，共 7 剂，每日 1 剂。

二诊：诉受凉后流清涕，喷嚏，鼻痒，偶有干咳，夜间易醒，纳可，二便调。舌红，苔薄黄，脉沉细。尿常规示尿隐血（+），尿蛋白（+）。患者感受外邪，当先解表。

治法：疏散外邪。

方药：银翘散加减。

金银花 15 g	连翘 10 g	薄荷 5 g	炒荆芥 10 g
防风 6 g	桔梗 10 g	芦根 15 g	杏仁 10 g
前胡 10 g	紫苏梗 10 g	橘红 10 g	云茯苓 15 g

煎服法：水煎服，共 7 剂，每日 1 剂。

三诊：诉服上方后流清涕，喷嚏，余可。舌红，苔根部黄腻，脉沉细。尿常规示尿隐血（+），尿蛋白（±）。表证好转，前方去杏仁、前胡、紫苏梗、橘红、云茯苓，加辛夷花 10 g，黄芪 30 g，防风 6 g，白术 10 g，白茅根 30 g，茜草 15 g，水煎服，每日 1 剂，共 7 剂。

四诊：诉偶有干咳，遇冷风后流鼻涕，打喷嚏，余可。舌红，苔黄腻，脉细。患者表证已解。

治法：补益肺气，清热利湿。

方药：拟玉屏风散加减或合四妙散加减。

黄芪 30 g	防风 6 g	知母 10 g	黄柏 10 g
苍术 10 g	小蓟 15 g	蒲黄 10 g	薏苡仁 15 g
杏仁 10 g	前胡 10 g	紫苏梗 10 g	

煎服法：水煎服，每日 1 剂，共 7 剂。

【按语】 中医学很早就认识到难治性肾病的发生与脏腑的虚损密切相关，尤其是肺、脾、肾功能失调。故《景岳全书》肿胀云："凡水肿等证，乃肺，脾、肾三脏相干之病。盖水为至阴，其本在肾；水化于气，故其标在肺；水惟畏土，故其制在脾。今肺虚则气不化精而化水，脾虚则土不制水而反克，肾虚则水无所土面妄行。"辨证要点在于辨明虚损的病位，是重在肺脾还是在脾肾，分清阴虚、阳虚与气阴两虚等。同时，还需辨明是否有兼证，如外感、水湿、瘀血等。初诊见蛋白尿、血尿，无表证。蛋白尿主要是脾肾亏虚，脾虚失于统摄，肾虚失于封藏，精气不固所致，治宜滋阴补肾，方用六味地黄丸，加白茅根、茜草清热凉血止血；炙远志、合欢皮安神以助睡眠。二诊时感受外邪，是以先治表，以银翘散加减，加杏仁、前胡、紫苏梗宣肺止咳。三诊时表证好转，但肺气虚弱，肺卫不固，是以加入玉屏风散。四诊时表证已解，血尿反复不愈，为湿热缠绵所致，是以加入四妙散清热利湿。

肾病多以阴虚为主。《黄帝内经》认为人系阴常不足之体，"夫以阴气之成，止供得三十年之视听言动，已先亏矣""年四十而阴气自半，起居衰矣"，"阴虚则病"。肾寓元阴元阳，故人之阴根于肾，肾阴不足，则全身阴液随之亏矣，诸病随之而来。肾阴虚多由久病伤肾，或禀赋不足、房事过度，或过服温燥劫阴、渗利之品所致。六味地黄汤，原方含熟地黄、山茱萸、山药、泽泻、牡丹皮、茯苓。方中补中有泻，寓泻于补，有补通开合之功，用方师其法而不泥其方。

病案 12

冯某，女，40岁，2020年11月23日初诊。

主诉： 反复眼睑、双下肢水肿4年余，复发3天。

病史： 4年前患者无明显诱因出现眼睑及双下肢水肿，不伴心累气紧，不伴恶心呕吐，不伴肉眼血尿，不伴尿频、尿急、尿痛等，到四川省中医院就诊，查尿常规提示：尿蛋白（+++），24小时尿蛋白定量>3 g，伴低蛋白血症，血脂不详。诊断为"肾病综合征"，予以强的松60 mg口服，黄芪、疏血通药等对症处理，病情好转。激素服用1年左右，尿蛋白转阴，停药。目前已停服激素3年。3天前，患者因劳累后再次出现眼睑、双下肢水肿，查尿常规示尿蛋白（+++），门诊治疗后，疗效不佳。为求进一步治疗，今日到我院门诊就诊，症见腰部酸胀，疲倦乏力，双下肢轻度水肿，纳差，眠差，二便调。舌红，苔少，脉沉细。

辅助检查：尿常规示尿蛋白（++++）。

西医诊断：肾病综合征。

中医诊断：肾水。

辨证：脾肾气虚，水湿内蕴。

治法：滋肾健脾，利水消肿。

方药：方拟六味地黄丸合四君子汤加减。

生地黄 15 g	泽泻 15 g	茯苓 30 g	山药 15 g
山茱萸 15 g	猪苓 15 g	党参 10 g	甘草 10 g
白术 15 g	车前子 15 g	益母草 15 g	桔梗 10 g
玄参 10 g			

煎服法：水煎服，每日1剂，共5剂，分2次服。

二诊：服前方后咽干、口渴欲饮减轻，小便量少、色清、泡沫少，纳食尚可，双下肢轻度浮肿。舌质淡，苔白，脉沉。尿常规示尿蛋白（++），继服上方。水煎服，每日1剂。连服7天。

三诊：患者浮肿消失，小便量可、色清、泡沫少，纳食尚可，双下肢轻度水肿。舌红，苔薄白，脉如前。尿常规示尿蛋白（+）。效不更方，续服2周。

四诊：浮肿消失，无咽干、口渴，小便量可、色清、泡沫少，纳食、睡眠尚可，双下肢不肿，舌脉如前。尿常规尿蛋白（±）。嘱上方不变，续服。

【按语】本患者属水肿之阴水范畴。肝肾亏虚，肝阴不足，脾肾亏虚，水湿不运，致使水液不能上润于口而见口干；水液不能运化故发水肿，法当滋肾健脾利水。然滋肾有助生湿，利水有助伤阴，故治疗时应当滋肾不恋邪，利水不伤正。故滋肾与利水当兼顾，不可顾此失彼。六味地黄丸养阴滋肾，合四君子汤中党参益气补中，白术健脾燥湿，茯苓渗湿健脾，使中气得补，气行水行，水肿减退。

六味地黄丸是进阴补肾的代表方剂，首见于宋代钱乙的《小儿药证直诀》，源于张仲景的《金匮要略》肾气丸，用于治疗小儿先天不足、发育迟缓等肾虚诸证。金匮肾气丸本是肾阴、肾阳并补的，但钱乙认为，小儿乃稚阳之体，阳常有余，阴常不足。所以，钱乙将金匮肾气丸中的附子和桂枝这种温补之品去掉，且为了加强滋肾阴的作用，将肾气丸中的生地黄（生地黄性寒而滞）改为熟地黄。吴巍教授善用经方，尤其善用六味地黄丸。在临床上，以其为通治之方，随证加减，异病同治，治疗多种肾脏疾病如慢性肾炎、原发性肾病综合征、尿路感染、IgA肾病、慢性肾衰竭、紫癜性肾炎等。六味地黄丸乃通补开合之剂，既能补虚，又能清利湿热，补中有泻，寓泻于补。方中熟地黄、山茱萸、山药具有"三补"功效，牡丹皮、茯苓、泽泻具有"三泻"的功效。"三补""三泻"相辅相成，共奏补阴之功。方中"三补"之品以补肾为主，但同时三阴同补。熟地黄直入肾脏，补肾阴，填精补髓；山茱萸肝肾同补，通过补肝达到补肾的目的；山药健脾补气通过健脾补后天之本达到补先天之本的目的。"三泻"之品，泽泻配熟地黄泻肾浊；牡丹皮配山茱萸泻火；茯苓配山药利脾湿。同时，"三泻"中的牡丹皮能抗菌消炎，茯苓、泽泻利尿而助清热，对有肾虚症状及慢性疾病的患者有良好的治疗及辅助治疗功效。

病案13

孙某，男，52岁，2018年9月13日初诊。

主诉：反复双下肢浮肿伴蛋白尿3月，咽痛、乏力3天。

病史：精神不振，面色无华，腰腹叩痛，双下肢凹陷性浮肿，咽部红肿充血。舌质暗，苔白，脉沉细。尿常规示尿蛋白（++++）、红细胞（+）、白细胞（+），肾功能正常，三酰甘油2.23 μmol/L，总胆固醇6.1 mmol/L。诊断为肾水（脾肾阳虚，兼夹湿热）。患者初发病以水肿为主，因外感而诱发。乃因感受六淫之邪，上郁于肺，使之宣发失常，通调失司，体内水湿停滞，中困脾土，壅阻三焦，水不归经，而发面部下肢浮肿；治不得法，而使湿蕴化热，下注膀胱，伤阴、伤络，动血、尿血，水为阴邪，最伤人气，水病日久，致脾肾阳虚，因虚致实，湿邪内生外袭，病情缠绵，反复发作。

西医诊断：肾病综合征。

中医诊断：肾水。

辨证：风热袭肺，瘀毒内蕴证。

治法：解毒利咽，活血化瘀。

方药：木贼贯众煎加减。

黄芩 15 g	白花蛇舌草 15 g	木贼 15 g	木蝴蝶 15 g
北沙参 15 g	牡丹皮 15 g	黄精 15 g	桃仁 10 g
栀子 15 g	蒲公英 15 g	贯众 15 g	石韦 15 g

蜈蚣 1 条（去头足）

煎服法：水煎服，共 7 剂，日 1 剂。

二诊：2018 年 9 月 20 日咽痛缓解，浮肿退半，舌质淡，苔白，脉沉细。尿常规示尿蛋白（++）。

方药：安肾汤加减。

附片（先煎 1 小时） 15 g	豆蔻 15 g	黄芪 30 g	黄精 15 g
丹参 10 g	肉桂 15 g	巴戟肉 15 g	葫芦巴 15 g
牛蒡子 15 g	牡丹皮 15 g	三七粉 10 g	紫河车粉 15 g

煎服法：水煎服，共 7 剂，日 1 剂。

三诊：2018 年 10 月 4 日浮肿消退，乏力好转，余无不适。舌淡，苔白，脉沉细。查咽无充血，双下肢不肿。尿蛋白（−）。

治法：补肾填精，益气化瘀。

方药：拟方肾着汤加减。

党参 15 g	泡参 15 g	太子参 15 g	黄精 15 g
芡实 15 g	补骨脂 15 g	茯苓 15 g	熟地黄 15 g
豆蔻 15 g	葫芦巴 15 g	淫羊藿 15 g	山茱萸 15 g
白花蛇舌草 15 g	桃仁 12 g	夜交藤 15 g	

煎服法：水煎服，共 7 剂，日 1 剂。

四诊：2018 年 11 月 1 日临床无不适，舌淡，苔白，脉沉细。尿蛋白（−）。

治法：温补肾阳。

方药：自拟安肾汤。

附片（先煎 1 小时） 15 g	生姜 12 g	肉桂 15 g	巴戟天 15 g
葫芦巴 15 g	淡苁蓉 15 g	补骨脂 15 g	茯苓 15 g
熟地黄 15 g	泽泻 15 g	枣皮 12 g。	

煎服法：水煎服，共 7 剂，日 1 剂。

【按语】患者属外院激素治疗，部分敏感，因减量伴外感再度复发。肾为水脏，服激素多致水钠潴留，故外感多有夹湿之象，治宜疏解祛湿利咽，老师拟方木贼贯众煎治之甚效，经观察有消肿、减少尿蛋白之功。外感解后，然后治本，治以温阳利水、补肾填精，尿蛋白转阴后，为防复发于未然，拟用益气补肾，活血化瘀，老师益气重在"三参"同用，参类虽多有益气之功，但又各有所别。最后以温肾与滋肾变替为用，以防阴阳偏颇。使用活血化瘀的治法，防肾小球硬化，并治血液高凝状态，此与中医"久病多瘀""久病入络"相合，病证结合，颇具优势。

"肾病多虚证"，故对肾病的治疗是以补肾为先。吴巍教授依据这一中医理论，提出了"温补肾阳、防止复发"的治疗原则。在《幼科发挥》安肾丸的基础上，自拟肾Ⅱ方：附片、淫羊藿、红花、熟地黄等其功在温补肾阳助命门之火。另外应注意，久用激素的患者易出现皮肤黏膜毛细血管扩张，血压升高及水钠潴留等副作用，而表现出阴虚阳亢或阴虚夹湿证。此为医源性假证，属标，故应舍标治本，坚持温补下元。

在肾病的治疗过程中，针对大量蛋白质丢失、低蛋白血症和肾虚贫血，"久病为虚"，尤其是在长期使用激素导致皮肤黏膜毛细血管扩张、血压升高及水钠潴留等副作用之时，表现出"阴虚阳亢"或"阴虚夹湿"证，属医源性假证；以及在递减使用激素阶段，均以阳不足为其根本，必以养阳为主，以助命门之火，改善肾上腺皮质分泌功能。至于养阳之法，视阳虚的轻重程度，其用药不同。轻者，每用黄芪、党参等益气之品；重者，用淫羊藿、巴戟天、补骨脂等辛温之品，慎用附子、肉桂等大辛大热之药，以防燥热太过，损伤水液。

病案14

陈某，男，45岁，2014年12月1日初诊。

主诉：反复蛋白尿伴双下肢浮肿18年。

病史：症见颜面浮肿，晦暗，时感少气乏力，纳差，双下肢水肿，按之没指，尿少，大便稀溏，舌暗淡，苔薄白，脉细涩。辅助检查尿常规提示尿蛋白(+++)；肾活检报告提示局灶性、阶段性肾小球硬化。

西医诊断：肾病综合征。

中医诊断：肾水。

辨证：脾肾亏虚，痰瘀互结。

治法：消痰化瘀，补肾健脾。

方药：

三棱 15 g	莪术 15 g	太子参 30 g	黄芪 30 g
肉桂 15 g	益母草 20 g	白芥子 15 g	王不留行 15 g
山药 15 g	茯苓 15 g	瓦楞子 10 g	山茱萸 15 g
熟地黄 10 g	泽泻 15 g	牡丹皮 15 g	

煎服法：水煎服，共 7 剂，日 1 剂。

二诊：2014 年 12 月 9 日门诊，水肿退半，纳差、便溏症状明显好转，舌质淡，苔白，脉沉涩，尿蛋白（＋）。

治法：消痰化瘀，补肾温脾。

方药：

三棱 15 g	莪术 15 g	太子参 30 g	黄芪 20 g
肉桂 15 g	益母草 20 g	白芥子 15 g	王不留行 15 g
山药 15 g	茯苓 15 g	瓦楞子 10 g	山茱萸 15 g
熟地黄 10 g	泽泻 15 g	牡丹皮 15 g	黄精 15 g
豆蔻 15 g			

煎服法：水煎服，共 7 剂，日 1 剂。

三诊：2014 年 12 月 17 日门诊，浮肿消退，少气乏力好转，睡眠差，舌质淡，苔白，脉沉细。尿蛋白（±）。

治法：消痰化瘀，温脾填精。

方药：

三棱 15 g	莪术 15 g	太子参 30 g	黄芪 20 g
肉桂 15 g	益母草 20 g	白芥子 15 g	王不留行 15 g
山药 15 g	茯苓 15 g	瓦楞子 10 g	山茱萸 15 g
熟地黄 10 g	泽泻 15 g	鹿角胶 15 g	牡丹皮 15 g
黄精 15 g	豆蔻 15 g		

煎服法：水煎服，共 7 剂，日 1 剂。

【按语】患者患肾病至今达 18 年，肾活检病理诊断示局灶节段肾小球硬化型肾炎。此型临床表现虽不重，但多属难治性肾病，患者坚持治疗达 18 年之久，痰瘀痼疾已成，治以消痰化瘀为主，顾及脾肾，标本同治，方见良效。

肾病综合征常规治疗是应用糖皮质激素或加用细胞毒性药物，近年又衍用冲击疗法，虽缓解率不断提高，但复发率仍在上升。西药冲击后副作用及并发症多，患者也时难接受。同时尚有很大部分患者不能完全缓解，这类患者所患多为肾炎型肾病，属非微小病变型。其局部病理改变有肾小球系膜增生、增殖、增厚、管腔闭塞、肾小球彼此粘连及不同程度纤维化等特点，与中医痰瘀互结病理相应。

吴巍教授据此通过对难治性肾病反复发作，病程久等特点的长期研究，认真发掘中医学理论，深入研究中医水肿与痰瘀的关系，以现代医学微观辨证方法结合中医宏观辨证为立法依据，提出难治性肾病因津血互生异常和肺脾肾功能紊乱，而形成痰瘀互结，确立了"消痰软坚，破气逐瘀"治疗原则。方中三棱、莪术，具有破血行气，消积止痛之功。既能入血分破血，又能入气分行散气滞，二药相须为用，互相增强破血祛瘀，行气散结之功，为组方君药；白芥子、瓦楞子，温肺利痰，利气散结，同时助三棱等化瘀软坚之力，为佐药；另配以水蛭等虫类药破瘀活血。三者合用以消顽瘀顽痰。用于中西药久服无效，面红而晦，肌肤干涩，毛发枯焦，尿蛋白和红细胞均多，舌质紫暗脉涩迟等证。

吴巍教授"从痰瘀立论，随证治之"的治疗肾性水肿的方法，更加契合肾性水肿病的发病机制，亦符合《黄帝内经》"治病必求其本"的学术思想，充分体现了去宛陈莝、气行血行、水血病同治等中医智慧是阻断肾性水肿病理机制的关键。吴巍教授直取其本，为肾性水肿治疗寻找出新的途径和思路。

病案 15

刘某，女，50 岁，2005 年 10 月 29 日初诊。

主诉：反复双下肢水肿 2 年、加重 2 天。

病史：精神不振，面色无华，眼睑微肿，咽红、扁桃体肿大，双下肢水肿，四肢关节活动自如但步履困难，腰腹叩痛。舌淡、苔白、脉沉细。成都军区总医院肾活检提示系膜增生性肾小球肾炎。尿常规示尿蛋白（+++），红细胞（+++）；

24 小时尿蛋白定量为 2.41 g。患者病程较长，初发病以反复蛋白尿为主证，现以头昏、少气乏力、夜尿多、腰膝酸软、双下肢水肿为主证。

西医诊断：系膜增生性肾小球肾炎。

中医诊断：肾水。

辨证：脾肾亏虚。

治法：补脾温肾利水。

方药：采用安肾汤加减。

黄芪 30 g	黄精 15 g	白术 15 g	茯苓 15 g
泽泻 15 g	牛蒡子 15 g	车前子 15 g	桂枝 10 g
生姜皮 15 g	大腹皮 15 g	陈皮 15 g	石韦 15 g

煎服法：水煎服，15 剂，每日 1 剂。

二诊：服药后精神略振，小便量多，双下肢水肿有所消退，舌淡、苔白，脉沉。尿常规示尿蛋白（++），红细胞（+）。

治法：温阳补肾。

方药：导水汤加减。

附片（先煎 1 小时）20 g	葶苈子 15 g	细辛 30 g	白术 15 g
白芍 15 g	炮姜 10 g	甘草 6 g	桂枝 10 g
车前仁 12 g	益母草 30 g		

煎服法：水煎服，15 剂，每日 1 剂。

三诊：水肿尽退，口干，舌淡、苔白，脉沉。尿常规示尿蛋白（±），红细胞（-）；24 小时尿蛋白定量为 0.042 g。

治法：益气养血，补髓填精。

方药：自拟补肾填精汤。

黄柏 15 g	苍术 12 g	薏苡仁 15 g	陈皮 15 g
桃仁 12 g	红花 10 g	山茱萸 15 g	牡丹皮 15 g
熟地黄 15 g	菖蒲 12 g	茯苓 15 g	车前仁 15 g

煎服法：水煎服，15 剂，每日 1 剂。

【按语】从肾脏病患者临床观察发现，所有病例都存在各具特征的肾虚证，它们贯穿于疾病始终，影响疾病的发生发展。古人云"精气夺则虚""肾病多虚证"，道理亦在于此。肾虚的形成，不外乎外邪伤肾，内伤及肾等。外邪指六淫之邪及疫疠之气可直中或递传伤肾。《中医虚损学说及临床应用》指出："邪毒壅积于肾留聚膀胱，治不及时，或治未得法，久则必致损伤肾体，耗伤肾气，而致肾脏虚损，甚则肾精失藏，开合失职，脉络伤损，固摄无能，精浊难分，阴精外泄，邪浊内聚，水湿滞留，致成以肾虚损为主，或虚实相兼病证"。可见外邪犯肾也是引起肾虚的重要原因。内伤及肾主要为他病及肾。由于人体各脏腑不仅在生理上具有相互滋生、相互制约的关系，在病理上也常相互影响。《难经》曰"脾病传肾""肺病传肾""五脏之伤，穷必及肾"，说明诸多疾病，随着病情的迁延加重，最后可导致肾精亏损，元气衰败。

由于低蛋白血症及肾性贫血造成大量蛋白质丢失，形成虚损。同时细胞毒性药物广泛用于肾病综合征治疗，产生脱发、骨髓抑制、性腺抑制等副作用。中医认为肾主骨，生髓，其华在发，因此，脱发、骨髓抑制及性腺抑制均可属中医气血亏虚，精血匮竭。吴巍教授在临床上尤其关注中药制约细胞毒性药物不良反应的方法，合理运用中药，既能防止细胞毒性药物的副作用发生，又能缓解已出现的不良反应。经药效学研究证明，方中黄精等药物能提高细胞的吞噬功能，并能拮抗环磷酰胺引起的小鼠单核巨噬细胞系统的抑制，能增加白细胞总数。

病案 16

潘某，女性，50 岁，2008 年 7 月 12 日就诊。

主诉：反复双下肢水肿 1 年，加重 2 月。

病史：1 年前无明显诱因出现双下肢水肿，腰酸痛，到省级医院就诊查尿常规显示尿蛋白（++++），红细胞（++），24 小时尿蛋白定量为 3.542 g。肾穿病理检查提示膜性肾病。给予口服泼尼松片 60 mg qd，双嘧达莫片 50 mg tid，代文 80 mg qd，辛伐他汀片 20 mg qd，雷尼替丁胶囊 0.15 g qd 等治疗，症状无明显缓解。2 月前因劳累出现双下肢水肿加重，遂至我院寻求治疗。经查尿常规显示尿蛋白（+++），红细胞（++），24 小时尿蛋白定量为 2.731 g，肾功能正常，肝功能检查示白蛋白 27.6 g/L，血脂示三酰甘油 3.67 mmol/L，总胆固醇 7.53 mmol/L。舌体肥胖有齿痕，色绛苔白，脉涩细。

西医诊断：难治性膜性肾病。

中医诊断：水肿病。

辨证：脾肾阳虚，痰瘀互结

治法：消痰软坚，利水消肿。

方药：

三棱 12 g	莪术 12 g	白芥子 12 g	瓦楞子 12 g
椒目 15 g	仙鹤草 15 g	泽泻 15 g	黄药子 12 g

煎服法：水煎服，每日 1 剂，每日 3 次，每次 100 mL，共 14 剂。

二诊：2 周后复诊，双下肢水肿基本消退，尿常规示尿蛋白（++），红细胞（+），24 小时尿蛋白定量为 1.762 g。舌淡绛，苔白，脉细涩。

治法：消痰软坚，补脾益肾。

方药：

法半夏 15 g	三棱 12 g	莪术 12 g	白芥子 12 g
瓦楞子 12 g	椒目 15 g	怀山药 15 g	补骨脂 15 g
山茱萸 15 g	炒芡实 15 g	水蛭 6 g。	

煎服法：水煎服，每日 1 剂，每日 3 次，每次 100 mL，共 15 剂。

3 月后复查尿常规示尿蛋白（±），红细胞 2~5 个/HPF，24 小时尿蛋白定量为 0.341 g。后该患者仍在坚持内服中药，口服泼尼松片 15 mg qd 维持量。定时复查尿常规多示尿蛋白（-）~（±），红细胞 0~3 个/HPF，24 小时尿蛋白定量为 0.246~0.382 g。

【按语】难治性膜性肾病之所以难治，有以下原因：①个体差异即对免疫抑制剂不敏感；②治疗不规范易复发；③并发症治疗不及时，加重不可逆性。其病理类型反映出来的是对激素的抵抗。吴巍教授针对其难治性运用"湿性黏滞""久病不愈，非痰即瘀"等中医理论，提出"湿热水毒相攻，痰瘀互结沉痼"是形成难治性膜性肾病的主要原因，虽本虚标实，但若湿热、痰瘀不除，本虚更虚。故以行气清热利湿，消痰软坚散结为治疗原则，配合使用金水宝胶囊（冬虫夏草菌粉）对并发症和提高机体免疫能力起到重要协同治疗作用，充分体现祖国医学在疑难杂病治疗上的优势。

吴巍教授十分强调瘀血在难治性肾病中的重要性，瘀血一方面作为病理产物贯穿疾病始终，另一方面又加重病损，是阻碍病情转归的重要因素，久病入络，必有瘀血内停，吴巍教授常引用罗赤诚《医述》所言"若有瘀痰，后因血滞，与痰相聚，名曰痰夹瘀血"，痰浊一旦形成，注之于脉则可壅塞脉道，碍气滞血，出现痰瘀之征。运用消痰软坚散结法，治疗难治性肾病，以断其脏腑功能紊乱，水湿内停和痰瘀互结三者病理之间的恶性循环，为水病治血之核心。其义在于：①祛瘀有利于消痰，消痰有利于祛瘀，单纯化痰或祛瘀易出现血阻痰浊难去或痰黏瘀血难除之弊，消痰软坚二者相辅相成以提高疗效；②增强溶解肾小球毛细血管内血栓和肾脏纤维化的作用；③痰瘀同治可不同程度地抑制肾小球某些组织细胞的异常增生作用，但作用环节各不相同，二者配伍，可产生药效互补，发挥协同作用。方拟消痰软坚方，予以三棱、莪术、白芥子、瓦楞子、水蛭等。

病案 17

张某，女，45 岁，2019 年 7 月 12 日就诊。

主诉：双下肢水肿 1 年。

病史：1 年前因双下肢反复水肿到某三甲医院就诊，诊断为肾病综合征，病理诊断为膜性肾病 II 期，予强的松联合环磷酰胺治疗。1 月后，患者水肿有所缓解，但 3 月后，患者在强的松减量过程中，出现颜面及双下肢水肿加重，遂前来就诊。症见颜面及双下肢水肿，轻度乏力，活动加重，有泡沫尿，无胸闷心悸，无尿频、尿急、尿痛，无肉眼血尿，口干，纳眠差，小便色黄。舌质暗红，苔白腻，脉滑数。实验室检查尿常规示尿蛋白（+++），24 小时尿蛋白定量为 4.2 g，血清白蛋白 24 g/L，总胆固醇 8.1 mmol/L，血常规、肾功能未见正常。

西医诊断：肾病综合征，膜性肾病 II 期。

强的松联合环磷酰胺方案治疗。

中医诊断：水肿。

辨证：气阴两虚，瘀血内阻证。

治法：益气养阴，活血通络利水。

方药：予参芪地黄汤加减。

党参 15 g	黄芪 20 g	生地黄 15 g	山茱萸 15 g

山药15 g	茯苓15 g	泽泻15 g	知母15 g
黄柏15 g	女贞子15	旱莲草15 g	益母草15 g
水蛭10 g	全蝎10 g		

煎服法：15剂，水煎服，每日1剂。

二诊：4周后复诊，查尿蛋白（+++），24小时尿蛋白定量为3.2 g。患者诉水肿减轻，乏力略改善，舌质红，苔稍白腻，脉细滑。以原方加金樱子15 g，芡实15 g，继续服用15剂。

三诊：再4周后门诊，颜面及双下肢水肿减轻，舌质红，苔稍白腻，脉滑。查尿蛋白（+++），24小时尿蛋白定量为2.2 g。原方继续服用15剂。

四诊：再4周后门诊，颜面略浮肿，双下肢水肿消失，复查尿蛋白（++），24小时尿蛋白定量为1.5 g，总胆固醇为5.1 mmol/L。同时强的松按正规方案减量执行，并配合中药辨证论治。6个月后复诊，患者颜面及双下肢水肿消退，查尿蛋白（+），24小时尿蛋白定量为0.7 g，血清白蛋白为39 g/L，总胆固醇为4.7 mmol/L。

【按语】肾病综合征属中医水肿范畴，《金匮要略》曰："血不利则为水。"其病机属本虚标实，其病因不外乎风邪袭表、水湿互结、瘀血内阻及先天禀赋不足、久病虚劳致气血亏虚，肺失通调，脾失传输，肾失开合，膀胱气化不利，致水液潴留而发病。吴巍教授认为，肾病综合征其水湿内蕴，阻碍气机，通调失衡，出现水肿，此病日久不愈，久病致虚，导致气血两虚，病程迁延，久病入络，水瘀互结，引起瘀血内阻，水液潴留，泛滥肌肤而形成水肿。故本案病机为气阴两虚夹瘀血证，当以益气养阴、化瘀通络为治法，予参芪地黄汤加减，方中党参、黄芪补益气血，山茱萸、山药、生地黄滋养肝肾，泽泻、茯苓利水渗湿，知母、黄柏养阴清热，女贞子、墨旱莲加强补益肝肾之功效，益母草活血化瘀，加水蛭破血通经、逐瘀消癥，全蝎搜剔散结通络，加强活血破瘀之功。二诊时患者仍有大量尿蛋白，上方加金樱子15 g，芡实15 g，补肾固精，降低尿蛋白。全方共奏补益气血、活血通络、补肾固精之功效。三诊、四诊，药方有效，续用。

吴巍教授根据多年临床经验应用虫类药物辨治各种肾脏疾病。《黄帝内经》曰"邪之所凑，其气必虚"，指出正虚是肾病发生的根本原因，而外邪是其发病的重要因素，其病之本在脾肾，其标在湿、浊、瘀、毒。清代叶天士《临证指南医案》中"初为气结在经，久则血伤入络"提出了久病入络学说，"络以通为用""大凡络虚，通补最宜"。吴巍教授认为肾之为病，病情日久，缠绵难遇，久病入络，久病多瘀，痰湿阻滞，壅阻脉络，碍气滞血，导致瘀血形成；肾病患者多长期服用激素等纯阳之品，耗气伤阴，血行涩滞，亦可成瘀，导致肾络瘀阻形成，故治以活血化瘀通络法贯穿肾病的始终，辨病辨证用药，应用虫类药物，活血通络，攻逐走窜，搜别疏拔，引药直达病所。在临证中常用水蛭，《神农本草经》云："水蛭，味咸平，主逐恶血，瘀血，月闭，破瘀血积聚，无子，利水道。"水蛭善逐瘀血，破瘀血，通经络，利小便。故在难治性肾病、糖尿病肾病及慢性肾功能衰竭等肾病辨治中首选水蛭通络。全蝎性善走窜，息风镇痉、攻毒散结、通络止痛，直达病所，为治疗慢性肾病的基本药物之一。地龙，《本草纲目》中云："其性寒而下行……下行故能利小便，治足疾而通经络也。"故能通络利尿，为肾病常用药之一。僵蚕味咸，擅祛风定惊、化痰散结。吴巍教授在临证中注重探求虫类药的剂量问题，病情轻者 3～6 g，病情重者 10～12 g，并探索与其他药物的配伍应用规律，根据其临床经验，疗效显著，值得临床推广运用。

病案 18

彭某某，男，10 岁 7 月，2016 年 12 月 14 日就诊。

主诉：反复颜面及双下肢水肿 5 年，复发 4 天。

病史：患者 5 年前无明显诱因出现颜面及双下肢水肿，无血尿，无腰膝酸软，无尿频、尿急，无心累胸闷，无恶寒发热，无头晕。于华西妇女儿童医院入院治疗，测得尿蛋白（++），24 小时蛋白定量（具体不详）。根据患者病情及辅助检查诊断为肾病综合征。住院期间予强的松 4 mg po tid 等对症治疗，出院时明显好转。6 月前患者因病情好转，自行停药。2 月前患者无明显诱因再次出现颜面、眼睑及双下肢水肿，于当地医院就诊，病情好转。4 天前，患者再次颜面及双下肢水肿，伴咽喉疼痛不适，鼻塞，无尿频、尿急，无心累胸闷，无恶寒发热，无头晕。自行服用强的松 30 mg qd。现患者为求进一步治疗，于我院就诊。入院症见神清，精神尚可，颜面、眼睑及双下肢水肿，伴咽喉疼痛不适，鼻塞，无血尿，无腰膝酸软，无尿频、尿急，无心累胸闷，无恶寒发热，无头晕。纳可，眠可，二便尚可。舌红，苔黄腻，脉滑数。

辅助检查：随机血糖 6.4 mmol/L。2016 年 12 月 15 日查尿生化结果示尿微量蛋白 2476 mg/L、尿转铁蛋白 197.59 mg/L、尿 $\alpha1$-微球蛋白 27.20 mg/L、尿微量白蛋白/尿肌酐 300.46 mg/mmol、尿转铁蛋白/尿肌酐 23.98 mg/mmol、尿 $\alpha1$-微球蛋白/尿肌酐 3.30 mg/mmol、尿肌酐 8240.8 μmol/L。24 小时尿蛋白定量 6338 mg。

西医诊断：肾病综合征，上呼吸道感染。

中医辨证：肾水。

辨证：湿热内蕴。

治法：清热解毒，利水消肿。

方药：

木贼 10 g	贯众 10 g	木蝴蝶 10 g	炒僵蚕 10 g
赤小豆 10 g	茯苓皮 15 g	泽泻 10 g	猪苓 10 g
泽兰 10 g	白花蛇舌草 15 g	桃仁 10 g	烫水蛭 5 g
鱼腥草 10 g	赤芍 10 g	连翘 10 g	

煎服法：中药 6 剂，每日 1 剂，1 日 3 次，每次 100 mL，免煎，口服。

二诊：患者舌红，苔黄腻，脉滑数。复查结果示 24 小时尿蛋白定量为 1029 mg。神清，精神尚可，颜面、眼睑及双下肢水肿明显消退，纳差，眠可，二便尚可。

治法：清热解毒，利水消肿，活血通络。

方药：

木贼 10 g	贯众 10 g	木蝴蝶 10 g	酒川芎 10 g
赤小豆 10 g	山楂 10 g	炒决明子 10 g	党参 15 g
烫水蛭 5 g	全蝎 5 g	炒栀子 10 g	丹参 10 g
半枝莲 10 g	黄药子 10 g	白花蛇舌草 15 g	

煎服法：中药 6 剂，每日 1 剂，1 日 3 次，每次 100 mL，免煎，口服。

【按语】由于难治性患者普遍用糖皮质激素治疗，其长期大量使用后，可致损真阴，抑真阳之变，机体阴阳失调，水火失济，气化之机怫郁，水湿无以宣行（药源性水钠潴留），内蕴化热而成湿热证。综上因素，湿郁化热，热积成毒，酿成热毒内攻之重证，水湿与热毒交相为害，而成难治性肾病第一大难点之水毒交攻。

难治性肾病由于反复发作，经久不愈。一方面伤气耗血，一方面久病入络也致瘀血内生，正如王清任所说："久病入络为瘀。"《素问》痹论谓："病久入深，营卫气涩，经络时疏故不通。"综上所述，难治性肾病患者由于水湿内盛，形成痰浊，又导致血瘀，痰瘀互结，闭阻肾络，成为难治性肾病第二大难点。

患者属外院激素治疗，部分敏感，因减量伴外感再度复发，肾为水脏，服激素多致水钠潴留，故外感多有夹湿之象，治宜疏解祛湿利咽，活血化瘀通络。吴巍教授拟方木贼贯众煎治之甚效，所以一诊予以木贼疏散风热，贯众、白花蛇舌草、鱼腥草、连翘清热解毒，木蝴蝶、茯苓皮清热利咽，炒僵蚕祛风止痛，赤小豆、泽兰利水消肿，猪苓利水渗湿，桃仁活血化瘀，烫水蛭破血消瘀，赤芍清热凉血。经观察有消肿、减少尿蛋白之功。

二诊患者24小时尿蛋白定量显示尿蛋白明显好转，继续清热解毒，利水消肿，活血通络，以木贼疏风散热，贯众、炒栀子清热解毒，木蝴蝶利咽润肺，酒川芎行气止痛，赤小豆利水消肿，山楂健脾和胃，炒决明子清肝明目，党参补中益气，烫水蛭、全蝎逐瘀通经，丹参祛瘀止痛，半枝莲散瘀止血，黄药子化痰散结，半枝莲、白花蛇舌草清热消肿。

吴巍教授在治疗此则难治性肾病时，以断水湿内停和痰瘀互结两者病理之间的恶性循环，为水病治血之核心。其义在于祛瘀有利于消水湿，消水湿有利于祛瘀，无单纯以化水湿、祛瘀，出现血阻湿浊难去或湿浊黏滞瘀血难除之弊，予以除湿软坚二者相辅相成，以提高疗效。

病案 19

叶某某，男，5岁8月，2017年1月1日就诊。

主诉：颜面浮肿1周。

病史：入院前1周，患者受寒感冒咳嗽，随后出现颜面浮肿，无尿频、尿急，无头晕、头痛，无心累气紧，在妇幼保健院查尿常规示尿蛋白（+++），24小时尿蛋白定量高于正常（具体不详），诊断为肾病综合征，予口服强的松30 mg qd "肾炎康复片0.3 g qd" "黄芪颗粒4 g bid"，治疗期间患者水肿范围扩大，延及双下肢，呈凹陷性，腹部可见轻微膨隆，为求进一步治疗，今日至门诊就诊。症见神疲乏力，咳嗽，咽部不适，腹部胀满，双下肢及颜面部水肿，无恶寒发热，无恶心呕吐，无肉眼血尿，纳差眠可，小便量少，大便每日 2～4 次。舌红，苔黄腻，脉滑数。

辅助检查：随机血糖为 5.3 mmol/L。

西医诊断：肾病综合征，上呼吸道感染。

中医辨证：肾水。

辨证：湿热内蕴。

治法：清热除湿，凉血活血。

方药：

木贼 10 g	贯众 10 g	木蝴蝶 10 g	茯苓 15 g
鱼腥草 10 g	烫水蛭 5 g	半枝莲 5 g	白花蛇舌草 10 g
石韦 10 g	连翘 10 g	薏苡仁 10 g	滑石 5 g
桃仁 5 g	白及 5 g	小蓟 10 g	

煎服法：中药 6 剂，水冲服，每天 3 次，每次 50 mL，饭后温服。

二诊：患者水肿明显好转。舌紫暗，苔稍白腻，脉滑数。

治法：清热除湿，凉血活血通络。

方药：

木贼 10 g	贯众 10 g	木蝴蝶 10 g	茯苓 15 g
鱼腥草 10 g	烫水蛭 5 g	半枝莲 5 g	白花蛇舌草 10 g
石韦 10 g	连翘 10 g	薏苡仁 10 g	板蓝根 10 g
桃仁 5 g	全蝎 3 g	小蓟 10 g	

煎服法：中药 6 剂，水冲服，每天 3 次，每次 50 mL，饭后温服。

【按语】随着肾脏病临床研究的日趋深入，湿热为肾脏病的重要病理因素普遍受到重视。对湿热证审证求因，不外乎外感与内生两个方面。从中医病理机制而言，多源于三焦决渎无权，水湿泛溢（内源性）。水湿属阴，最伤人体阳气，叶天士《温热论》曰："湿盛则阳微"，阳气虚损，更难化已成水湿，蕴成水湿内渍之证。水湿蕴蓄不化，日久湿郁化热，而酿湿热之证。

另外，肾病综合征发生发展过程中，湿热毒邪侵犯人体是湿热证形成的又一重要原因。薛生白曰："太阴内伤，湿饮停聚，客邪再至，内外相引，故病湿热，此因有内伤，再感客邪。"肾病综合征患者，本有水湿内困中阳，脾虚不运，易受外感湿热毒邪形成湿热之证。

故吴巍教授所用利肾汤，又名木贼贯众煎，由木贼、草薢、白花蛇舌草、贯众、鱼腥草、益母草、石韦、僵蚕组成，其中木贼、草薢、白花蛇舌草清热利湿；鱼腥草、石韦清热利水；木蝴蝶、僵蚕利咽散结；益母草化瘀通痹。用于肾病综合征活动或缓解期伴呼吸道上焦湿热感染者。通过实验佐证，利肾汤除能抗炎、抗菌外，还能调节免疫功能、利尿、减少尿蛋白、降低胆固醇等，对难治性肾病的免疫、炎症，特别是病理环节均有抑制作用。

所以一诊方中木贼、鱼腥草、白花蛇舌草、连翘、半枝莲清热解毒，贯众、木蝴蝶解毒利咽，茯苓、薏苡仁利水渗湿，烫水蛭破血逐瘀，滑石利水通淋，石韦清热利水，桃仁活血祛瘀，白及、小蓟凉血止血。

二诊患者水肿明显好转，仍有瘀血阻络，上方去白及加金蝎，增强活血祛瘀的功效。

病案 20

陈某某，女，12岁，2015年6月18日就诊。

主诉：反复颜面及双下肢水肿9月余。

病史：入院前9月余患者无明显诱因出现颜面及双下肢水肿，到当地县医院就诊，查尿常规提示尿蛋白升高（具体不详），诊断为肾病综合征，至重庆儿童医院进一步治疗，给予强的松口服60 mg qd 等治疗后，水肿减轻，尿蛋白转阴出院。之后病情反复，入院前3月患者全身水肿加重，到四川大学华西医院住院治疗，查胸片提示胸腔积液，双肺炎症；腹部CT示腹腔大量积液；尿常规示尿隐血（++），尿蛋白（++++）；血清白蛋白14.2 g/L，血肌酐186 μmol/L，血尿酸655 μmol/L；24小时尿蛋白定量为5.81 g，肾穿刺活检提示肾小球轻微病变。住院期间给予舒普深、泰能、仙力素、强的松、利尿剂，输入新鲜冰冻血浆及丙种球蛋白、甲强龙、环磷酰胺注射液，连续性肾脏替代治疗（CRRT）4次，血浆置换3次等治疗后病情好转。随后至我科住院治疗，予以抗免疫、改善循环等治疗后病情好转出院，目前服用强的松30 mg qd，环磷酰胺200 mg 2w。

目前症见疲倦乏力，颜面浮肿，双下肢轻度水肿，胸闷烦热、口干、大便秘结、小便短黄，无恶寒发热，无咳嗽咳痰，无恶心呕吐，无肉眼血尿，纳差，大便调。舌红、苔黄腻、脉滑数。24 小时尿蛋白定量 306.0 mg。四川大学华西医院 8 月肾穿刺活检示肾小球轻微病变。抗中性粒细胞胞浆抗体测定（−）。抗核抗体（ANA）谱 15 项（血清）（−）。

西医诊断：肾病综合征，肾小球轻微病变，上呼吸道感染。

中医诊断：肾水。

辨证：湿热内蕴。

治法：清热利湿。

方药：

薏苡仁 15 g	佩兰 15 g	滑石 15 g	甘草 15 g
石韦 15 g	白花蛇舌草 20 g	白土苓 15 g	炒僵蚕 15 g
地龙 20 g	烫水蛭 6 g	黄药子 15 g	白芍 15 g
连翘 15 g	炒栀子 15 g	荷叶 15 g	

煎服法：6 剂，水煎服，1 日 1 剂，1 天 3 次。

二诊：患者水肿减轻，舌质淡，苔白腻，脉滑。

治法：益气健脾，清利湿热。

方药：

党参 20 g	黄芪 20 g	砂仁 10 g	法半夏 10 g
茯苓 15 g	白术 10 g	木贼 15 g	贯众 15 g
白土苓 15 g	水蛭 10 g	地龙 15 g	佩兰 15 g
荷叶 15 g	炒栀子 15 g	红景天 15 g	

煎服法：6 剂，水煎服，1 日 1 剂，1 天 3 次。

【按语】水肿的发生无不与水湿有关，水为无形之湿，湿为有形之水。水湿内渍，水肿则起；水湿不去，水肿难消。另外，久用激素也必然导致水钠潴留。因此，水湿是肾病综合征发生发展的内在因素。湿郁化热或外感风热邪毒，湿与热合，上郁于肺，中困脾土，下注膀胱，壅塞三焦，小便不利，尿蛋白复出。究其三焦湿热较重，病变初期当以上焦湿热为先。初诊中药以清热利湿、利水消肿、除湿化浊、活血化瘀为法，主要以薏苡仁、佩兰化湿；石韦、白土苓、荷叶化湿祛浊；白花蛇舌草、黄药子、连翘、栀子清热解毒；白芍养血，烫水蛭、地龙活血化瘀。

《景岳全书·肿胀》云："凡水肿等证，乃肺、脾、肾三脏相干之病。盖水为至阴，故其本在肾；水化于气，故其标在肺；水唯畏土，故其制在脾。今肺虚则气不化精而化水，脾虚则土不制水而反克，肾虚则水无所主而妄行。"脾主运化，布散水精，外感水湿，脾阳被困，或饮食劳倦伤脾，造成脾失转输，水湿内停，乃成水肿。肾主水，水液的输布有赖于肾阳的蒸腾气化、开合作用。禀赋不足，肾精亏虚，或久病劳欲，损伤肾元，则肾失蒸化，开合不利，水液泛滥，而为水肿。故二诊以四君子汤益气健脾、清利湿热之剂，方中党参、黄芪、茯苓、白术益气健脾；木贼、贯众、栀子、红景天清热解毒。同时吴巍教授擅长运用虫类药物来活血化瘀，因其有血有肉之质，走窜力强，擅入络脉，搜邪剔络，攻积破坚，活血祛瘀，使血不凝着，气可宣通，络道畅通，祛邪不伤正，故而使用地龙、水蛭化瘀通络，另用白土苓、佩兰、荷叶利湿祛浊。

病案 21

刘某某，男，10 岁，2018 年 4 月 28 日就诊。

主诉：反复蛋白尿 4 年余，复发 1 天。

病史：入院前 4 余年，患者无明显诱因出现双侧眼睑浮肿，无双下肢水肿，无发热恶寒，无尿频、尿急、尿痛，在四川大学华西医院查尿蛋白（+++），24 小时尿蛋白定量不详，诊断为肾病综合征，予口服强的松片 10 mg tid 及保肾康、双嘧达莫、卡托普利等治疗一月后，小便蛋白转阴，激素在医生指导下减量。后长期服用强的松 10 mg po qd、保肾康、双嘧达莫、卡托普利、维生素 C、维生素 B_6。此后患者多次复查尿常规均为阴性。3 年前就诊我院，予环磷酰胺抑制免疫治疗。今日患者为求进一步治疗，遂到我院门诊就诊，症见咳嗽，无痰，疲倦少力，双眼睑轻度水肿，双下肢无水肿，无尿频、尿急、尿痛，无腹痛，无肉眼血尿。纳眠可，二便调。舌质红，苔黄腻，脉滑数。辅助检查尿生化示尿微量白蛋白 192 mg/L，24 小时尿蛋白定量为 683 mg。

西医诊断：肾病综合征。

中医辨证：肾水。

辨证：湿热内蕴。

治法：清热除湿，化瘀通络。

方药：

木贼 10 g	木蝴蝶 10 g	金银花 15 g	连翘 15 g
马勃 10 g	川射干 10 g	虎杖 10 g	麸炒僵蚕 10 g
炒牛蒡子 10 g	姜黄 10 g	白花蛇舌草 15 g	石韦 10 g
半枝莲 10 g	地龙 10 g	金钱草 15 g	烫水蛭颗粒 10 g

煎服法：水煎服，1 日 1 剂，1 天 3 次，1 次 100 mL，饭后温服。

二诊：患者双眼睑无水肿，双下肢无水肿，无尿频、尿急、尿痛，无腹痛，无肉眼血尿。纳眠可，二便调。舌质红，苔黄腻，脉滑数。24 小时尿蛋白定量 146.5 mg。

治法：益脾肾，祛风除湿。

方药：

党参 15 g	白术 15 g	茯苓 10 g	制黄精 10 g
山茱萸 10 g	牡丹皮 10 g	防风 10 g	黄芪 10 g
酒川芎 10 g	矮地茶 10 g	地肤子 10 g，	炒苍耳子 10 g
烫水蛭 6 g	枳壳 10 g	垂盆草 10 g	三七 6 g

煎服法：水煎服，1 日 1 剂，1 天 3 次，1 次 100 mL，饭后温服。

【按语】难治性肾病综合征的临床特点是：患者对类固醇激素/免疫抑制剂不敏感或在每次治疗缓解后很快复发。病程迁延不愈始终存在蛋白尿、低蛋白血症，部分患者有水肿，可伴有高血压、血尿，严重者有肾功能损害。

《素问·至真要大论》曰："水湿混浊，皆属于热。"《玉机微义》云"水气主湿热""诸水肿者，湿热之相间也"。其因肺、脾、肾脏腑功能失调，水液代谢障碍，致水湿停聚而化热。湿热相合，上郁于肺，中困脾土，下注膀胱，阻遏三焦，导致舌红，苔黄腻，脉滑数，可辨证为湿热内蕴。方中木贼、木蝴蝶、石韦、金钱草清热除湿，金银花、连翘、马勃、牛蒡子、白花蛇舌草清热解毒，姜黄凉血清心，石韦、虎杖清热除湿。吴巍教授见到有的患者经常有反复发作的上呼吸道感染、皮肤感染、腹膜炎等，其蛋白尿常因病灶反复感染而加重，常采用清热解毒、利湿化瘀法，可使蛋白尿减少或消失，病情稳定。

吴巍教授在治疗蛋白尿时，一是按水肿证型，从调理肺脾肾三脏出发。水肿消后，以健脾补肾为主。所以二诊当中党参、黄芪补中益气，白术、茯苓祛湿化浊，黄精、山茱萸补益肝肾，防风、矮地茶、地肤子、苍耳子祛风除湿，垂盆草清热养肝，水蛭、三七活血化瘀。

吴巍教授将西医之辨病容纳于中医之辨证论治之中，既辨病又辨证，重视个体化辨证论治，将治疗重点放在特定的疾病难点上，这是提高此病临床疗效的关键。

第三节　慢性肾衰竭

原发性或继发性慢性肾衰竭的终极不良转归属当今世界性难题，中医治疗颇具优势和特色。中医认为肾脏病发病主要与外邪和内伤有关。前者与六淫之气传之与肾，导致肾脏受损有关，如《素问·水热穴论》道："肾汗出逢于风……传为胕肿，本之于肾，名曰风水。"后者与七情、人体禀赋、劳倦、饮食等相关。此外，误治伤肾和久病及肾，也属内伤范畴。吴巍教授认为慢性肾衰竭发病机理主要是肺、脾、肾三脏相干为病——上、中、下三焦壅塞，肺失宣化、脾失升降（失升清降浊），肾失开合（枢机不利），终及三脏衰败，三焦腑气不通，秽浊之气蒸腾，内干制化，外碍固守，上扰清空，下阻开合。具有突出的四大病理特点——虚、瘀、湿、逆。临床证候表现为正虚邪实，寒热错杂，多脏同病等复杂情况。

在治疗慢性肾衰竭方面，吴巍教授以其丰富的临床经验和敏捷的思维，从肾脏解剖、生理、病理的特点出发，将中医三因、脏象和病机学说相结合，紧抓慢性肾衰竭三大特点：一是肾脏有巨大潜力，二是肾衰竭缓慢持续进展，三是其生物学上的不可逆性。既体现了中医辨证论治的特点，又融合了西医学辨病的原则，将辨证与辨病相结合，提高了临床疗效，改善了患者的生活质量。

吴巍教授认为慢性肾衰竭是多种肾脏病发展的不良转归，既难以阻断，又难以逆转，临床表现及病机错综复杂。正虚有气、血、阴、阳不同，邪实有外邪、湿毒、瘀血、痰浊、动风之异。正虚贯穿整个病程始终，邪实却瞬息万变，往往出现于各种正虚证型之中。因此，吴巍教授拟法随证多变，灵活解决了正虚邪实之间的矛盾。治疗总则为益肾为主，运脾为辅，利肺为佐，使三焦水道通调。处方时遵循方简量适、多则难泄的原则，以遴选经方、验方为主，加味经验用药。

常用方以地黄丸类方为基础加减，如七味都气丸、八仙长寿丸、左归饮（丸）、右归饮（丸）、济生肾气丸、吴氏滋肾饮、吴氏安肾饮，吴氏利肾饮等。慢性肾衰竭一旦进入失代偿期，痰、浊、瘀诸多病理产物掺杂其中，使病症陷入恶性循环的局面，此时应审阴阳、察寒热、辨虚实、定脏腑，辨证精详，处方精当。如脾肾阳虚，兼湿浊中阻者，治当温补脾肾，化湿降逆，方用真武汤加减；脾肾阳虚，兼腑气不通者，治当温阳导滞，扶正祛邪，方用温脾汤加减；脾肾衰败，兼浊毒内滞，治以行气导滞，泄浊解毒，方用木香槟榔丸加减。同时常常配用三黄泻心汤（大黄、黄连、黄芩）化湿解毒、降火止血；三黄汤（黄芪、大黄、牛黄）益气泄浊，清热解毒；三参汤（人参、丹参、苦参）益气化瘀，清热除湿；三皮汤（枣皮、牡丹皮、茯苓皮）益肾运脾，凉血化瘀；三山汤（山豆根、山慈姑、山楂）利咽散结，消食化瘀；三补汤（冬虫夏草、双肾草、鹿含草）补肾摄精；三草汤（鱼腥草、车前草、蛇舌草）清热除湿；三叶汤（苏叶、枇杷叶、大青叶）疏解降逆，清热化痰；三子汤（金樱子、韭菜子、覆盆子）巩提固摄。

吴巍教授认识到除了提高生命质量，延缓病情发展以及延缓致命性肾衰竭外，现代中医的使命应致力于"在不可逆中求得可逆"，力求逆转肾衰竭颓势。接受中医药治疗后，多数慢性肾衰竭患者肾功能理化指标改善不大，但可以长期维持良好的生活状态。吴巍教授在方法上通过长期大宗病案的积累，总结出"三三治疗法"，即三导（导水、导滞、导毒），三化（化浊、化瘀、化结），三养（养气、养血、养脏）。本病采用中医药治疗的最佳时期应在慢性肾衰竭代偿前期及代偿期，此时肺、脾、肾三脏尚能各司其职，抓住本病实质属脾肾阳虚，积极予以中医药补益脾肾，调和阴阳，可以收到阻断或延缓病程的功效，同时改善或消除临床症状，达到提高生命质量的治疗目的。慢性肾衰竭进入终末期，单纯中医药辨证治疗，已难达到满意临床治疗效果。此时西医替代疗法，已成为不可少的治疗手段。此期的中药可针对慢性肾衰竭虚、瘀、湿、逆病理特点，予以辅助治疗，在一定程度上，可起到延长替代治疗间隔期及改善临床症状的作用。

吴巍教授综合几十年临床经验，归结出治疗慢性肾衰竭四十字心得："先期重防，杜微防渐；临期重保，移曲抱薪；届期重延，亡羊补牢；终期重透，江舟塞漏；竭期重植，移山填海。"

（1）先期重防，杜微防渐：即在慢性肾衰竭代偿期肾单位受损（如慢性肾炎、间质性肾炎、肾炎性肾病、老年 IgA 肾病、肾小管酸中毒以及各种继发性肾病）前，重在预防。治疗以活血化瘀为基础，以辨证论治为原则。药物当以六味地黄丸为基础加味。方可选用七味都气丸、八仙长寿丸、左归饮（丸）、右归饮（丸）、杞菊地黄丸、济生肾气丸、金匮肾气丸、吴氏滋肾饮、吴氏安肾饮、吴氏利肾饮等。配合补肾填精、益气固表、健脾除湿、平肝潜阳及化瘀解毒等治法随证加减。同时应积极治疗原发病，摒除如尿路感染（梗阻）、药物中毒、食物中毒、急重感染、脱水、高磷、大手术等诱因，严格控制高蛋白、高脂、高磷以及其他高尿酸饮食，提供合理饮食，如低蛋白、低磷饮食，同时加用肾必氨基酸或酮酸以降低血磷。同时，高蛋白及大量氨基酸静脉输注可使肾滤过率增高、肾内压增高、促进肾小球硬化。

（2）临期重保，移曲抱薪：此期严禁有害（代谢产物高的）食物、药物的摄入，积极避免继发感染、交叉感染、院内感染，谨慎选用抗生素；同时，为了防止肾小球的硬化，常常选用活血化瘀诸药，六味地黄丸类方亦可应用。

（3）届期重延，亡羊补牢：对于已经出现的肾功能不全，除了积极采取前面的有效措施以外，用方重点着眼于肺脾肾，在肺则积极防治外感；湿重者，则遵"诸湿肿满，皆属于脾"之训，遣方用药则以运脾化湿为先；而五脏之伤，穷必及肾，故治肾才是根本。不过，一切药物都要通过肾脏排泄，为了减轻肾脏负担，此期的用药，方要精，药要少，量要轻。

（4）终期重透，江舟塞漏：肾功能衰竭的终末期，往往出现三焦阻隔。西医主要以透析为主，中医则重在分消（消积）走泄（泄浊），提高生命质量。补肾之法已难以奏效。

（5）竭期重植，移山填海：肾衰竭肾移植之后，中医治疗重在补养，以调节免疫功能及减少免疫抑制剂的副作用，并防治排异现象，从而留人治病，延缓生命。

病案 1

陈某，男，73 岁。2015 年 5 月 11 日初诊。

主诉：发现血肌酐升高 3 个月余。

病史：患者于 2015 年 2 月因血压升高在某医院住院治疗。查肾功能显示血肌酐 280 μmol/L。给予降压、护肾、活血等对症支持治疗后，复查血肌酐 260 μmol/L。此后患者血肌酐为 200～300 μmol/L。2009 年 4 月因咳嗽、咳痰再次入院。查肾功能，提示血肌酐 452 μmol/L，给予抗感染、护肾、排毒等治疗，血肌酐降至 312 μmol/L，进一步行中药治疗。

患者感乏力，身痒，腰酸胀，偶咳嗽、咳痰，饭后偶有反酸，尿中有泡沫，双下肢水肿，晨起明显，午后即消。舌红，苔少，脉细。尿常规示尿蛋白（+）。肾功能检查示尿素氮 15.6 mmol/L，血肌酐 408 μmol/L。

西医诊断：慢性肾衰竭，慢性肾脏病 4 期。

中医诊断：肾衰病。

辨证：脾肾两虚，湿毒内蕴。

治法：健脾补肾，通腑泄浊。

方药：

黄芪 30 g	当归 10 g	陈皮 10 g	法半夏 6 g
制大黄 5 g	淫羊藿 15 g	怀牛膝 15 g	车前子 15 g
赤芍 10 g	牡丹皮 10 g	地肤子 25 g	太子参 30 g

煎服法：水煎服，每日 1 剂，分 3 次服。连服 1 周。

二诊（2015 年 5 月 18 日）：患者仍有乏力，身痒，腰酸胀，偶咳嗽、咳痰，饭后偶有反酸，尿中有泡沫，双下肢轻度水肿。

方药：上方加竹茹 10 g，吴茱萸 5 g，黄连 5 g，清热化痰，和胃降逆。

黄芪 30 g	当归 10 g	陈皮 10 g	法半夏 6 g
制大黄 5 g	淫羊藿 15 g	怀牛膝 15 g	车前子 15 g
赤芍 10 g	牡丹皮 10 g	地肤子 25 g	太子参 30 g
竹茹 10 g	吴茱萸 5 g	黄连 5 g	

煎服法：水煎服，每日 1 剂，分 3 次服。继服 1 周。

三诊（2015 年 5 月 25 日）：患者症状有所改善，饭后偶有反酸，乏力较前好转，身痒好转，偶有腰酸胀，尿中泡沫多，双下肢无水肿。

方药：上方加桑枝 15 g，祛风湿，行水气。

黄芪 30 g	当归 10 g	陈皮 10 g	法半夏 6 g
制大黄 5 g	淫羊藿 15 g	怀牛膝 15 g	车前子 15 g
赤芍 10 g	牡丹皮 10 g	地肤子 25 g	太子参 30 g
竹茹 10 g	吴茱萸 5 g	黄连 5 g	桑枝 15 g

煎服法：水煎服，每日 1 剂，分 3 次服。继服 1 周。

四诊（2015 年 6 月 1 日）：患者时有干咳，无痰，偶有反酸，稍有乏力，无身痒，双下肢不肿。

方药：上方加沙参 10 g 润肺止咳。

黄芪 30 g	当归 10 g	陈皮 10 g	法半夏 6 g
制大黄 5 g	淫羊藿 15 g	怀牛膝 15 g	车前子 15 g
赤芍 10 g	牡丹皮 10 g	地肤子 15 g	太子参 30 g
竹茹 10 g	吴茱萸 5 g	黄连 5 g	桑枝 15 g
沙参 10 g			

煎服法：水煎服，每日 1 剂，分 3 次服。继服 1 周。

药后查尿常规示尿蛋白（++），肾功能检查示尿素氮 16.4 mmol/L，血肌酐 343 μmol/L。不仅临床症状改善，肾功能检查提示血肌酐亦明显下降。继服上方，以巩固疗效。

【按语】泄浊是祛邪的治法，以达到"邪去则正安"的目的，因此祛邪是扭转病机的重要方法。但本病已至后期，病机多由湿热内伤脾胃气阴，以致脾胃开合失常，清浊相干，邪毒不泄，进而营血亏耗，阴损及阳，形成气血阴阳俱虚的证候。温补则助邪热，重补气阴，滋腻太过，则碍脾胃，更长湿浊。在诊治过程中有随证加减用药，佐以活血化瘀、清热凉血之品。二诊中加黄连、竹茹、吴茱萸清热和胃，使中焦湿热下行。三诊中加桑枝祛风止痒。慢性肾衰竭具有突出的四大病理特点——虚、瘀、湿、逆。以中医中药补益脏腑、化瘀解毒为基础，辨证论治为核心，配合西医对症治疗，不仅初见成效，而且屡现神效。

病案 2

王某，男，81 岁。2014 年 6 月 10 日初诊。

主诉：发现血肌酐升高 1 年余。

病史：患者于 1 年前因心肌缺血在某医院住院治疗。查肾功能发现血肌酐 156 μmol/L，给予护肾等治疗后效果差。今复查肾功能，结果示尿素氮 24.84 mmol/L，血肌酐 196 μmol/L，遂来就诊。就诊时症见头晕，口干、口苦，手指麻木，纳食欠佳。诉平日夜尿较多，每晚 4 次或 5 次，双下肢不肿。舌红，苔黄腻，脉弦滑。尿蛋白（+）。

西医诊断：慢性肾衰竭，慢性肾脏病 3 期。

中医诊断：肾衰病。

辨证：肝肾阴虚，湿热互结。

治疗：健脾补肾。

方药：济生肾气丸加减。

怀牛膝 15 g	车前子 15 g	生地黄 15 g	泽泻 10 g
薏苡仁 15 g	党参 15 g	黄芪 15 g	白术 10 g
知母 10 g	黄柏 10 g		

煎服法：水煎服，每日 1 剂，分 3 次服。连服 1 周。

二诊（2014 年 6 月 17 日）：偶有头晕，时感腰痛，仍有口干、口苦，纳食欠佳。夜尿较多，每晚 4 次或 5 次，双下肢不肿。舌淡红，苔黄，脉弦滑。尿常规示尿蛋白（++）。

方药：上方加川续断 15 g，补肾阳，活血脉，散寒湿，性质柔和，对于肾气不足而兼有瘀血征象，临床表现为腰痛者用之为宜。

怀牛膝 15 g	车前子 15 g	生地黄 15 g	泽泻 10 g
薏苡仁 15 g	党参 15 g	黄芪 15 g	白术 10 g
知母 10 g	黄柏 10 g	川续断 15 g	

煎服法：水煎服，每日 1 剂，分 3 次服。连服 1 周。

三诊（2014 年 6 月 24 日）：稍感乏力，无明显头晕头痛，偶有口干，无口苦，夜尿 4 次，双下肢不肿。舌淡红，苔薄黄，脉弦。尿蛋白（+）。经补益肾气、健脾渗湿后，患者湿浊之象好转，而主要以气血两虚为主。脾虚则气血生化乏源，故见乏力；肾精不足，津液不足不能上承，故见口干。

治法：益气养血。

方药：

怀牛膝 15 g	车前子 15 g	生地黄 15 g	泽泻 10 g
茯苓 15 g	山药 15 g	鸡血藤 10 g	黄芪 30 g
当归 10 g	枸杞子 15 g	党参 15 g	

煎服法：水煎服，每日1剂，分3次服。连服1周。

四诊（2014年7月1日）：无明显乏力，无头晕头痛，偶有口干，无口苦，夜尿4次，双下肢不肿。舌淡红，苔薄白，脉弦。肾功能检查示尿素氮 12.45 mmol/L，血肌酐 91 μmol/L，尿酸 446 μmol/L。血常规示血红蛋白 122.8 g/L。守上方，连服1周。

随访：肾功能明显改善，继续门诊随访。

【按语】本病当属中医学之"肾衰"（慢性肾衰竭氮质血症期），证属肝肾阴虚，湿热互结。肾气亏耗，肾精不足，木失涵养，肝阳上亢，故可见头晕、手指麻木；肝火上炎，见口苦；脾虚湿盛，湿热之邪停聚三焦，津液不能上承，见口干；肾虚失其固摄，故见夜尿多；脾虚失运，水湿泛溢肌肤，故见下肢水肿；舌、脉均为本病之征象。法当健脾补肾，方拟济生肾气丸加减。

唐代陈藏器《本草拾遗》中提出"药有宣、通、补、泄、轻、重、涩、滑、燥、湿十种""通可去滞""补可去弱"，补益与疏通相合，即为通补法。济生肾气丸，又名加味肾气丸、加味八味丸，出自《严氏济生方》水肿门："加味肾气丸治肾虚腰重脚肿，小便不利。附片（炮，二两）、白茯苓（去皮）、泽泻、山茱萸（取肉）、山药（炒）、车前子（酒蒸）、牡丹皮（去木）各一两，官桂（不见火）、川牛膝（去芦，酒浸）、熟地黄各半两，上为细末，炼蜜为丸，如梧桐子大，每服七十丸，空心，米饮下。"济生肾气丸是将张仲景八味肾气丸中生地黄改为熟地黄，桂枝改为肉桂，加入车前子、牛膝，在温肾助阳的基础上加强利水消肿之功，正如清代汪昂《医方集解》论述："此足太阴、少阴药也。土为万物之母，脾虚则土不能制水而洋溢，水为万物之源，肾虚则水不安，其位而妄行，以致泛溢皮肤肢体之间，因而攻之，虚虚之祸，不待言矣。桂附八味丸滋真阴而能行水，补命火因以强脾，加车前利小便，则不走气；加牛膝益肝肾，借以下行，故使水道通而肿胀已，又无损于真元也。"附片、肉桂补命火以强脾，熟地黄、山茱萸、茯苓、泽泻滋真阴而利水，温补配通利，即可无损于真元，故水湿为患较甚而脾肾两虚者，济生肾气丸为常用之要方。

本例西医诊断为慢性肾衰竭（氮质血症期），病程日久，逐渐损害各脏腑器官，出现气血阴阳俱虚，脾肾功能虚衰，肝失濡养，肝阳上亢。以济生肾气丸（去桂、附）加味，气血双补，阴阳平调，健脾补肾，肝肾同调。治脾之关键在于祛湿，以薏苡仁、党参、白术健脾利湿，同时加知母、黄柏滋阴降火。服方2周后根据舌、脉象的变化调整用药，去以上祛湿药而以补气养血之品为主，三诊时黄芪由15 g改至30 g，意在补气，而非利水。六味地黄丸加枸杞子滋补肾阴贯穿始终，扶正治本，疗效明显。

病案3

罗某，男，52岁。2017年6月17日初诊。

主诉：发现血肌酐升高1月余。

病史：患者于1月前体检时发现血肌酐升高（具体数值不详），未作治疗。近几日来感腰酸胀不适，以右侧为甚，夜尿多，每晚3次或4次，无浮肿，无头晕、心慌，遂来求诊。就诊时腰酸胀疼痛，以右侧为甚，夜尿3次，尿中泡沫较多，无咳嗽、咳痰，无头晕、头痛，无胸闷、心慌，无恶心、呕吐，双下肢不肿。尿蛋白（+++）。肾功能检查示尿素氮7.9 mmol/L，血肌酐192 μmol/L。舌红，少苔，脉细。

西医诊断：慢性肾衰竭，慢性肾脏病3期。

中医诊断：肾衰病。

辨证：肾气亏虚。

治疗：补益肾气。

方药：济生肾气丸加减。

怀牛膝15 g	车前子15 g	生地黄15 g	泽泻10 g
茯苓15 g	山药15 g	山茱萸15 g	金樱子15 g
芡实30 g	黄芪30 g	川断续15 g	杜仲15 g

煎服法：14剂，水煎服，每日1剂，分3次服。

嘱患者低盐、低脂、优质蛋白饮食。

二诊（2017年7月1日）：腰酸胀疼痛，以右侧为甚，排尿感费力，小关节疼痛，夜尿3次，尿中泡沫较多，双下肢不肿。舌红，苔薄黄，脉细。尿蛋白（+）。肾功能检查示尿素氮9.5 mmol/L，血肌酐165 μmol/L，尿酸536 μmol/L。患者气阴两虚，兼有湿热。

治法：滋阴益气，清利湿热。

方药：知柏地黄丸合八正散加减。

怀牛膝15 g	车前子15 g	知母10 g	黄柏10 g
瞿麦15 g	萹蓄15 g	蒲公英15 g	茯苓15 g
山药15 g	山茱萸15 g	黄芪30 g	决明子15 g

煎服法：7剂，水煎服，每日1剂，分3次服。

三诊（2017年7月8日）：右侧腰部仍有酸痛，偶有小关节疼痛，夜尿3次，尿中泡沫较多，双下肢不肿。尿蛋白（+）。肾功能检查示尿素氮10.6 mmol/L，血肌酐151 μmol/L，尿酸571 μmol/L。患者湿热已除，治以补益为主。

方药：参芪地黄汤加减。

黄芪30 g	党参15 g	生地黄15 g	泽泻10 g
茯苓15 g	山药15 g	山茱萸15 g	金樱子15 g
芡实30 g	白术10 g	川续断15 g	杜仲15 g

煎服法：7剂，水煎服，每日1剂，分3次服。

四诊（2017年7月15日）：偶有腰酸，夜尿3次，尿中泡沫较多，双下肢不肿。尿蛋白（±）。续服上方14剂，每日1剂。

五诊（2017年7月23日）：无明显腰酸腰痛，夜尿3次，尿中泡沫较多，双下肢不肿。舌淡苔薄白，脉细。尿蛋白（-）。肾功能检查示尿素氮8.9 mmol/L，血肌酐131 μmol/L，尿酸543 μmol/L。继服上方14剂，每日1剂。

随访，患者病情尚稳定。尿蛋白（±）～（+）。

【按语】济生肾气丸包含药物共计10味，是在金匮肾气丸的基础上增加了牛膝、车前子二药而成。方中以附子、熟地黄为君，附子温阳通督，熟地黄归肝肾经，能滋阴养血、填精益髓，二药相须为用，同气相求，能峻补阴阳。方中将金匮肾气丸原方中桂枝易作官桂，甘辛大热而下行走里，长于补火助阳，增强温补肾阳、化气行水之功效。配伍山茱萸滋肾益肝，山药滋肾补脾，又加入泽泻、茯苓、牡丹皮利水渗湿，补中寓泻，以防滋腻助邪。更加入车前子通利小便，牛膝引药下行。十药合用，共奏温肾化气、利水消肿之功，临床加减运用于肾阳不足、水湿内停所致的肾虚水肿、腰膝酸楚、小便不利、痰饮咳喘等病证。

本例患者为肾衰竭早、中期，尚以气虚为主，方用济生肾气丸去桂、附组成，益肾气，兼能填精行瘀，以通畅肾之气血，促进肾功能的恢复。加用金樱子、芡实益肾填精，川续断、杜仲补肾强筋，改善腰痛症状的作用较明显。又根据病情发展，患者阳损及阴，气阴两虚多见，此时应调整用药，改用参芪地黄汤益气养阴，在治疗过程中又出现血尿酸水平增高，关节疼痛，予决明子，有降低血尿酸水平的作用。辨证施治，延缓了肾衰竭的病理进程，提高了患者的生活质量。

病案 4

代某某，女，73 岁　2014 年 10 月 23 日初诊。

主诉：反复双足趾关节疼痛 10 年，肾功能异常 4 年。

病史：10 年前患者无明显诱因出现双足趾关节疼痛，无关节红肿，无颜面、四肢水肿，在成都市天府新区人民医院查血尿酸 500 μmol/L，诊断为痛风，予别嘌醇治疗，症状好转。8 年前，因体检发现尿蛋白（+++），未进一步检查和治疗。2008 年 5 月因痛风复发，在成都市天府新区人民医院查血尿酸 500 μmol/L，尿蛋白（+++），肾功能检查示血肌酐 150 μmol/L，予雷公藤多苷片等治疗。2009 年 9 月在成都市天府新区人民医院复查血尿酸，结果为 500 μmol/L，血肌酐为 158 μmol/L，同时在四川大学华西医院复查血肌酐 160 μmol/L，予复方 α-酮酸片、保肾康、降脂药治疗。血压正常。同年 10 月在我院住院治疗，诊断为"痛风性肾病，慢性肾功能不全"，予保肾、活血、结肠透析等治疗。2010 年 3 月在我院住院治疗。半月前在我院门诊查肾功能示血肌酐为 215 μmol/L。1 周前，患者出现头晕头疼，无发热恶寒，无胸闷咯血，自行服用感冒药后无明显缓解，今日来我院就诊，症见头晕头疼，神疲乏力，口黏口淡、不渴，腰膝酸软，夜尿多，大便溏，舌质淡，苔薄白，脉象沉。血生化示血肌酐245.6 μmmol/L，血尿素氮 13.5 mmmol/L，尿酸 441.7 μmmol/L，甘油三酯 6.37 mmol/L。

西医诊断：慢性肾衰竭，慢性肾脏病 3 期。

中医诊断：肾衰病。

辨证：肾气亏虚。

治疗：健脾益肾，养血活血。

方药：六味地黄丸加减。

熟地黄 15 g	山茱萸 15 g	黄芪 30 g	茯苓 15 g
牡丹皮 15 g	白术 15 g	桃仁 15 g	红花 10 g
黄精 15 g	枸杞子 15 g	怀牛膝 15 g	益母草 15 g
制大黄 5 g			

煎服法：水煎服，7 剂，每日 1 剂，分 3 次服用。

同时，服小苏打片，1 次 1.0 g，每日 3 次；别嘌醇，1 次 0.1 g，每日 3 次。

二诊（2014 年 10 月 30 日）：服上方后患者肾功能逐渐好转。复查肾功能提示血肌酐 215.6 μmmol/L，血尿素氮 9.5 mmmol/L，尿酸 408.7 μmmol/L。续服上方 7 剂，嘱患者注意饮食起居。

三诊（2014 年 11 月 1 日）：因患者饮食失宜，痛风发作，膝、踝关节疼痛，足肿，舌苔黄腻，脉濡滑。此时疾病以邪实为主，湿浊痹阻关节。急则治标，以清热利湿、通络止痛为法。

方药：

黄柏 10 g	苍术 10 g	牛膝 15 g	金银花 15 g
忍冬藤 10 g	蒲公英 30 g	紫花地丁 10 g	当归 15 g
赤芍 15 g	桃仁 15 g	茯苓 15 g	制大黄 5 g

煎服法：14 剂，水煎服，每日 1 剂，分 3 次服。

四诊（2014 年 11 月 15 日）：服上药 14 剂后，患者足部肿痛明显好转，腰酸缓解。治以健脾益肾，兼以养血活血。更换为初诊方药。

【按语】地黄丸，出自宋代钱乙《小儿药证直诀》，明代薛己在《正体类要》中将其冠名为六味地黄丸。全方由熟地黄、山茱萸、山药、泽泻、茯苓、牡丹皮组成，为阴中求阳的代表方。本方治疗因肾阴不足，虚火上炎所致的头晕、耳鸣、腰膝酸软、盗汗、遗精、手足心热等。方中熟地黄滋阴补肾，填精益髓；山茱萸补养肝肾而涩精，取肝肾同源之意；山药补益脾阴而固精。三药相配，肝、脾、肾三阴并补，是为"三补"，但熟地黄用量是山茱萸和山药之和，故仍以补肾为主，补其不足以治本。泽泻利湿而泄肾浊，并能减熟地黄之滋腻；茯苓淡渗脾湿，并助山药之健运，与泽泻共泄肾浊，助真阴得复其位；牡丹皮清泄虚热，并制山茱萸之温涩。三药为泻，泻湿浊，平其偏性以治标。六味合用，三补三泻，其中补药用量重于泻药，是以补为主，无畏寒症状，肝、脾、肾三阴并补，以补肾阴为主，这是本方的配伍特点。

本证为脾肾气虚而浊阴上泛所致。浊阴上逆，故恶心呕吐，口中尿臭；脾肾气虚，不能温煦躯干四肢，故神疲乏力；脾开窍于口，湿浊中阻，津液不布，浊气上蒸，故口淡、口黏；湿浊中阻，腑气不降，则胸脘痞满；脾阳不足，肠失温煦，蠕动无力，则大便秘结，舌质淡，苔薄白，脉象沉均属脾肾气虚之象。脾肾亏虚，湿邪内生，内郁化热，湿热滞于关节，肾络日久兼瘀，是本病病机的关键。故患者多有腰痛、关节疼痛等湿瘀阻滞、不通则痛的临床表现。在辨证治疗痛风性肾病时，吴巍教授常配以苍术、黄柏、薏苡仁、车前子、益母草、牛膝、当归、赤芍等祛湿活血之品，常收良效；在痛风性肾病治疗中应中西结合，各取所长，中西药合用，使其相得益彰，以碱化尿液作为基础治疗，并合理选用别嘌醇等降尿酸药及降压、降脂药，遣方用药时又注意以中药减轻西药的不良反应；同时，结合现代药理学研究成果，在辨证论治基础上，注意苍术、车前草、萆薢、丝瓜络、威灵仙、茯苓皮等具有降低血尿酸作用的中药的选用，使临床疗效得到进一步的提高。

病案 5

段某某，男，66岁，2015年11月3日初诊。

主诉：发现血肌酐升高2年。

病史：患者2年前到当地医院体检查肾功能提示血肌酐341.8 μmol/L，血尿素氮19.9 mmol/L，尿酸533.5 μmol/L，伴面色萎黄、双眼睑浮肿，不伴发热恶寒，不伴气紧心累，不伴双下肢水肿等症状，诊断为"慢性肾功能不全"，予以对症治疗后病情好转不明显。为进一步治疗，今日门诊就医。目前患者疲倦乏力，面色萎黄，头晕，腰酸，畏寒肢冷，纳差，眠差，夜尿多，大便稀溏。舌淡，苔薄白，脉细。

辅助检查：肾功能检查示血肌酐 341.8 μmol/L，血尿素氮 19.9 mmol/L，尿酸 533.5 μmol/L；尿常规提示蛋白质少许；B 超提示胆囊结石、双肾实质回声增强，双肾囊肿。

西医诊断：慢性肾衰竭，慢性肾脏病 4 期。

中医诊断：肾衰病。

辨证：肾气亏虚。

治法：补益肾气。

方药：参芪地黄汤加减。

黄芪 30 g	党参 15 g	生地黄 15 g	泽泻 10 g
山药 15 g	山茱萸 15 g	茯苓 15 g	淫羊藿 15 g
车前子 15 g	怀牛膝 15 g	益母草 15 g	白术 10 g

煎服法：7 剂。水煎服，每日 1 剂，分 3 次服。

同时，西医予以抗感染、改善循环、护肾、排毒、降尿酸等对症支持治疗。

二诊（2015 年 11 月 10 日）：颜面及双下肢水肿减轻，时感心慌，偶有呕吐，小便颜色较深，夜尿 1 次。舌、脉同前。血压 150/90 mmHg。尿常规示尿隐血（++），尿蛋白（+）。守上方 5 剂，每日 1 剂。

三诊（2014 年 11 月 17 日）：双下肢不肿，偶有心慌，小便淡黄，夜尿 1 次。血压为 150/85 mmHg。尿常规示尿隐血（±），尿蛋白（+）。上方党参改为太子参 15 g，以补益心气及心阴。7 剂，水煎服，每日 1 剂。

【按语】肾气丸出自《金匮要略》，后世又有金匮肾气丸、八味肾气丸、桂附地黄丸之称。在《金匮要略》中，虚劳、痰饮、咳嗽、消渴以及妇人转胞等病均明确记载与水液代谢障碍有关，病机为肾气不足，故选用肾气丸治疗。正如《医方考》所载："前阴者，肾之窍，肾气足，则能管摄小便，而溲溺惟宜。肾气怯，则欲便而不利，既便而有余沥，斯之谓失其开合之常也。"

慢性肾衰竭的病机是肾气失司，导致废物不能排出，从而导致浊毒内停耗伤气血，损阴损阳，因而出现继发性血压升高。该患者以气阴两虚为本，湿瘀为标，故以参芪地黄汤加怀牛膝、车前子补肾健脾、利水消肿，益母草活血利水，加之淫羊藿温阳，白术健脾利水、燥湿利水。全方以补益为主，辅以祛邪，既能控制血压，又能改善患者肾功能。各种肾脏疾病，由于长时期血浆蛋白和血细胞从尿中丢失，肾精气俱亏，精血暗耗，湿浊之邪稽留下焦，酿生湿热，形成阴虚夹湿之证。此证治疗过程较为复杂，单纯清化湿热，苦燥分利易伤阴；单纯滋阴，味厚浊腻又易助湿。故应在阴虚与湿热两者之间辨析轻重，以侧重用药。滋阴可选用生地黄、知母、女贞子、墨旱莲等，清热利湿药可选用猪苓、黄芩、车前子、茯苓、泽泻等，潜降药可选用杜仲、牛膝、牡蛎、决明子、钩藤等。

病案6

代某，女，76岁，2015年4月23日初诊。

主诉：发现血肌酐升高4月余，乏力伴头晕2天。

病史：4月余前，患者体检发现肾功能异常，血肌酐约365 μmol/L，血红蛋白66 g/L，在四川省中医院住院诊断为"慢性肾功能衰竭（肾衰竭期）、肾性贫血、肾性高血压、肾性骨病"，予以促红细胞生成素、金水宝胶囊、苯磺酸氨氯地平、复方α-酮酸片、骨化三醇胶丸等药物治疗，病情好转出院。出院后一直服用金水宝胶囊、苯磺酸氨氯地平、复方α-酮酸片、骨化三醇胶丸等，未监测肾功能及血常规，未注射促红细胞生成素。2天前患者无明显诱因出现头晕，乏力，胸闷伴背心疼痛，为求进一步中西医结合治疗，到我院就诊。症见疲倦乏力，面色萎黄，口黏、口淡，头晕，胸闷伴背心疼痛，腰膝酸软，双下肢水肿，纳眠差，小便尚可，便秘，舌质淡，苔薄白，脉沉。

肾功能检查示血肌酐355.7 μmol/L，尿素22.67 mmol/L，胱抑素C 3.38 mg/L，肾小球滤过率13.9 mL/min。血常规红细胞1.55×10^{12}/L，血红蛋白浓度51 g/L；心肌酶谱肌酸激酶444 U/L，肌酸激酶同工酶25 U/L；心肌标志物肌红蛋白405 ng/mL，CK-MBSTAT 12.20 ng/mL；血钙1.86 mmol/L，$CO_2$16.5 mmol/L。

西医诊断：慢性肾衰竭，慢性肾脏病4期。

中医诊断：肾衰病。

辨证：脾肾气虚，湿毒内蕴。

治疗：健脾补肾，祛湿泄浊。

方药：黄芪四君子汤合当归补血汤加减。

黄芪 30 g	当归 10 g	陈皮 10 g	法半夏 6 g
竹茹 10 g	党参 15 g	白术 10 g	茯苓 15 g
车前子 15 g	益母草 15 g	怀牛膝 15 g	生姜皮 5 g
制大黄 5 g	赤小豆 15 g	猪苓 15 g	淫羊藿 15 g

煎服法：7 剂，水煎服，每日 1 剂，连服 1 周。

二诊（2015 年 4 月 30 日）：乏力，晨起干呕，纳差，饥不欲食，双下肢水肿较前减轻。舌淡红，苔薄黄，脉沉。尿常规示尿隐血（+），尿蛋白（++）。双下肢水肿减轻，故上方去生姜皮、猪苓、赤小豆；气机升降失调，故除调理脾胃外，还应重视疏畅气机，加紫苏梗 10 g，以利气机。

方药：

黄芪 30 g	当归 10 g	陈皮 10 g	法半夏 6 g
竹茹 10 g	党参 15 g	白术 10 g	茯苓 15 g
车前子 15 g	益母草 15 g	怀牛膝 15 g	制大黄 5 g
淫羊藿 15 g	紫苏梗 10 g		

煎服法：7 剂，水煎服，每日 1 剂，连服 1 周。

三诊（2015 年 5 月 1 日）：晨起仍有干呕，纳食好转，尿中泡沫多。舌淡红，苔薄黄，脉沉。尿常规示尿隐血（+），尿蛋白（+）。血常规示血红蛋白 90 g/L。上方加金樱子 10 g，芡实 10 g，益肾固精。

方药：

黄芪 30 g	当归 10 g	陈皮 10 g	法半夏 6 g
竹茹 10 g	党参 15 g	白术 10 g	茯苓 15 g
车前子 15 g	益母草 15 g	怀牛膝 15 g	制大黄 5 g
淫羊藿 15 g	紫苏梗 10 g	金樱子 10 g	芡实 10 g

煎服法：7 剂，水煎服，每日 1 剂，连服 1 周。

四诊（2015 年 5 月 8 日）：患者稍有乏力，尿中泡沫稍多，夜尿 3 次。舌淡红，苔薄黄，脉沉。尿常规示尿隐血（+），尿蛋白（+）。血常规示血红蛋白

92 g/L。守上方，连服1周。患者多次就诊，病情逐渐好转。

【按语】黄芪四君子汤是由黄芪合四君子汤而成。四君子汤载于方剂学著作《太平和剂局方》，是补气的经典方与基础方，由此衍生而来众多益气健脾的方剂。黄芪味甘性温，是补气的要药之一，具有益气固表、升阳举陷、消肿敛疮、托毒生肌之功效。后世众多医家结合临证体会认为，黄芪有助四君子汤补脾益气的功效，能进一步加强其补益正气的作用。

患者脾肾虚弱，湿浊内蕴，血瘀阻络，升降逆乱，正虚邪实，病程迁延，肾功能逐渐损伤。遵循《证治准绳》关格提出的"治主当缓，治客当急"的原则，治当调理脾胃，化浊降逆。如此，则气血可升，乏力可缓，呕恶可除，胃气恢复，饮食渐进，从而为进一步治疗本虚奠定了基础。本证为脾肾气虚而浊阴上泛所致。浊阴上逆，故恶心呕吐，口中尿臭；脾肾气虚，不能温煦躯干四肢，故畏寒倦卧；脾开窍于口，湿浊中阻，津液不布，浊气上蒸，故口淡口黏；湿浊中阻，腑气不降，则胸脘痞满；脾阳不足，肠失温煦，蠕动无力，则大便秘结，舌淡体胖，舌苔白腻，脉沉滞均属脾肾气虚，虚湿浊寒化之象。本虚者，重在健脾补肾，故以当归补血汤益气养血，四君子汤健脾益气，怀牛膝、车前子补肾利水，淫羊藿温补肾阳，温而不燥，使先天阴阳协调，司肾之开阖之职，主气化之能，水液代谢正常，水肿才能消失。标实者，重在祛湿泄浊，温胆汤加减清热祛湿、降逆止呕，益母草活血利水，加入紫苏梗利脾胃气机，升清阳，降浊阴，进一步提高临床疗效。

病案7

邓某，女，51岁，2013年9月23日初诊。

主诉：反复双下肢水肿2年，恶心呕吐1月。

病史：患者2年前无明显诱因出现双下肢水肿，伴有头昏，无腰酸痛，无尿频、尿急及肉眼血尿，在当地医院查肾功能提示血肌酐升高，高达200 μmol/L，血压高达200/100 mmHg，给予呋塞米及拜新同、安博维等治疗后，患者双下肢水肿消退，血压控制不理想，多在（140~160）／（90~100）mmHg，患者未重视，未进一步检查及治疗。1月前，患者双下肢水肿复发加重伴有头昏，皮肤瘙痒，恶心呕吐，到成都恒博医院查肾功能示血肌酐349 μmol/L，血压为230/110 mmHg，血常规示血红蛋白浓度 71 g/L。为进一步治疗，患者今日门诊就医。目前患者疲倦乏力，头晕，腰酸，双下肢水肿。恶心呕吐，纳差，眠差，夜尿多，大便干。舌淡，苔白，脉沉细。

西医诊断：慢性肾衰竭，慢性肾脏病 4 期，肾性贫血。

中医诊断：肾衰病。

辨证：脾肾气虚。

治疗：健脾和胃，降逆止呕。

方药：半夏泻心汤加减。

黄连 3 g	黄芩 10 g	干姜 5 g	党参 10 g
法半夏 10 g	紫苏梗 12 g	陈皮 12 g	甘草 6 g
茯苓 15 g	山药 15 g		

煎服法：水煎服，每日 1 剂，分 3 次服，连服 1 周。

二诊（2013 年 9 月 30 日）：服上方后症见头晕乏力，仍有恶心呕吐，呕吐物为胃内容物。偶有心慌胸闷，双下肢不肿。舌红，苔薄黄，脉弦。尿常规示尿蛋白（++）。继服上方 14 剂。每日 1 剂。

三诊（2013 年 10 月 1 日）：患者乏力好转，恶心呕吐次数减少，偶有心慌、胸闷，睡眠不安，多梦，双下肢不肿。予以温胆汤加减，因其长于理气化痰，利胆和胃。

方药：

厚朴 12 g	法半夏 10 g	茯苓 15 g	紫苏梗 12 g
炒谷芽 12 g	炒麦芽 12 g	陈皮 10 g	竹茹 10 g
枳实 10 g	生甘草 8 g		

煎服法：水煎服，每日 1 剂，分 3 次服，连服 1 周。

四诊（2013 年 10 月 8 日）：无恶心、呕吐，偶有胃部不适感及头晕，无心慌、胸闷，双下肢不肿。舌红，苔薄黄，脉弦。尿常规示尿蛋白（+）。继续服上方治疗。

患者多次就诊，病情逐渐好转。继服上方治疗。

【按语】中医学认为，正气内存，邪不可干。在疾病的发生、发展过程中，正气是主导因素，邪气为外在条件，正气与邪气的较量结果决定了疾病的发生及其转归。因此，在疾病的预防与治疗中要顾卫正气，同时祛除外邪，尤其应以固护正气为重点。《金匮要略》曰："四季脾旺不受邪。"脾胃健旺，则生化有源，升降得宜，五脏安和，百病不生；脾胃失和，则外邪易侵，气血不足或失和，脏腑不安，诸证迭起。脾胃为后天之本、气血生化之源，脾化生水谷，"通"与"足"则正气旺，抗邪于外。

本病病位主要偏于脾肾。脾为后天之本，肾为先天之本，脾之功能须依靠肾阳之温煦才能发化运化作用。肾藏精，又需脾之运化水谷精微来滋养。两者相互依附，相互促进。若脾阳亏损，肾阳衰微，阳不化水，水浊滞留，浊邪壅塞三焦，中气既伤，外邪入里，寒热互结，脾胃升降失常，发为呕吐。法当健脾和胃，降逆止呕。本案患者脾胃升降失常，气机不畅，寒热错杂于中，故用半夏泻心汤加减升清降浊，攻补兼备，寒温并调。因患者中气虚，故以乏力为其临床特征，以党参、甘草益气和中，顾护脾胃。三诊时患者出现睡眠不安，多梦，为胆胃不和、痰热内扰之虚烦不眠，故以温胆汤加减以理气化痰、利胆和胃。

病案8

苟某某，男，67岁，2014年11月23日初诊。

主诉：反复头晕、全身乏力伴双下肢水肿3年，加重1月。

病史：3年前患者无明显诱因出现头痛、头晕，腰部酸痛不适，双下肢轻度水肿，到通江县人民医院查血压为140/120 mmHg，肾功能检查示血肌酐170 μmol/L左右，血脂升高，诊断为"高血压病、慢性肾衰"，无恶心、呕吐，无肉眼血尿，无腹痛、腹泻，无咯血、黑便等，随后患者到四川省人民医院检查，测血压为150/110 mmHg，血肌酐约180 μmol/L，给予波依定降压，百令胶囊、保肾康、复方α-酮酸片对症，2年前降压药调整为科素亚50 mg qd，血压控制尚可，血肌酐波动于200 μmol/L左右。入院前1月患者上述症状加重，10月28号在我院查肾功能示尿素22.13 mmol/L，血肌酐384.8 μmol/L，尿酸502.2 μmol/L，尿常规示白细胞2~3个/HPF，红细胞（++），尿蛋白（++++），管型（++）。今日来我院门诊，症见疲倦，乏力，腰部酸痛不适，手足心热，头晕目眩，腰膝酸软，口干口苦，双下肢轻度凹陷性水肿，二便调，舌红，苔黄腻，脉细数。

西医诊断：慢性肾衰竭，慢性肾脏病 4 期，高尿酸血症。

中医诊断：肾衰病。

辨证：肝肾阴虚，湿热互结。

治疗：滋阴益肾强腰。

方药：天麻钩藤饮合六味地黄丸加味。

天麻 20 g	枸杞 30 g	钩藤 15 g	珍珠母 25 g
姜半夏 15 g	山茱萸 25 g	山药 30 g	熟地黄 20 g
茯苓 10 g	牡丹皮 10 g	泽泻 10 g	杜仲 10 g
牛膝 10 g			

煎服法：水煎服，每日 1 剂，分 3 次服。连服 1 周。

二诊（2014 年 11 月 30 日）：患者腰痛、乏力、尿频等症有所好转。夜尿多，纳食可，大便调，小便色淡黄，眠可。舌淡，苔白腻，脉细弱。继服上方10 剂，每日 1 剂。

三诊（2014 年 12 月 9 日）：腰痛乏力明显好转，夜尿多，偶有尿频，无尿急、尿痛。肾功能检查示尿素 17.13 mmol/L，血肌酐 312.6 μmol/L，尿酸482.2 μmol/L。效不更方，继服上方 10 剂。

随访：随访半年，上述症状基本缓解。

【按语】本病属于中医学"水肿""癃闭""关格""虚劳""腰痛"等范畴。慢性肾衰竭不外乎正虚邪实。本虚以脾肾两虚为主，并可逐渐发展为五脏六腑及阴阳气血的虚损。慢性肾衰竭在发病之初，阳虚者居多，阴虚者少。而阳虚导致阴虚，或治疗不当损伤阴液，病至后期出现阴阳两虚，甚至阳脱阴竭之候。治法以养阴利水、滋补肝肾、滋养肾阴、滋阴清热、滋肾固精、滋肾潜阳、益气养阴、滋阴温阳等。作为养阴代表方的六味地黄丸主要用于肾阴虚，被誉为"补阴方药之祖"。六味地黄丸除治疗泌尿系统疾病之外，还可以治疗内分泌、生殖、免疫等各个系统的疾病，这是中医学"异病同治"理论的重要发展。现代医学对于六味地黄丸的药理作用做了深入的研究。实验研究发现，六味地黄丸对糖尿病患者的免疫功能有很好的调节作用，对慢性肾小球肾炎、肾病综合征、慢性肾衰竭等诸多肾脏损害都有很好的保护作用。

病案 9

刘某，男，68 岁，2015 年 1 月 20 日初诊。

主诉：发现血肌酐升高 3 月。

病史：3 月前，患者在四川大学华西医院体检，肾功能检查示血肌酐为 175 μmol/L，尿常规示尿蛋白（+），腹部 B 超示双肾各发现一个囊肿（具体不详），血压、血脂均正常，无恶心呕吐，无心累气紧，无颜面及四肢浮肿，无尿频、尿急、尿痛，无皮下瘀斑、瘀点，无腹痛、腹泻及黑便，未复查尿常规及肾功能，亦未进行治疗。现为求进一步治疗，到我院门诊就医。症见腹胀纳差，疲倦乏力，时感头昏，腰膝酸软，口黏、口淡不渴，睡眠可，夜尿频，舌质淡，苔白，脉沉细。

西医诊断：慢性肾衰竭，慢性肾脏病 3 期。

中医诊断：肾衰病。

辨证：脾肾气虚。

治疗：益气养阴，兼以化浊。

方药：参芪地黄汤加减。

党参 15 g	白术 10 g	茯苓 15 g	山药 15 g
山茱萸 15 g	黄芪 30 g	当归 10 g	陈皮 10 g
法半夏 6 g	制大黄 5 g	怀牛膝 15 g	车前子 10 g

煎服法：水煎服，每日 1 剂，分 3 次服，连服 1 周。

二诊（2015 年 1 月 27 日）：稍感神疲乏力，劳累后仍有腰痛，纳食较差，双下肢不肿。舌淡红，苔白。尿常规示尿蛋白（+）。因患者纳食欠佳，故加炒谷芽 10 g，炒麦芽 10 g。

方药：

党参 15 g	白术 10 g	茯苓 15 g	山药 15 g
山茱萸 15 g	黄芪 30 g	当归 10 g	陈皮 10 g
法半夏 6 g	制大黄 5 g	怀牛膝 15 g	车前子 10 g
炒谷芽 10 g	炒麦芽 10 g		

煎服法：水煎服，每日1剂，分3次服，连服2周。

三诊（2015年2月10日）：服上方后稍感乏力，疲倦感明显减轻，偶有腰酸痛，纳食一般，尿中泡沫较多，夜尿1次。舌淡红，苔薄白。血红蛋白105 g/L。因患者尿泡沫较多，故加用金樱子15 g，芡实30 g。

方药：

党参15 g	白术10 g	茯苓15 g	山药15 g
山茱萸15 g	黄芪30 g	当归10 g	陈皮10 g
法半夏6 g	制大黄5 g	怀牛膝15 g	车前子10 g
炒谷芽10 g	炒麦芽10 g	金樱子15 g	芡实30 g

煎服法：水煎服，每日1剂，分3次服，连服2周。

四诊（2015年2月24日）：乏力、疲倦感明显减轻，偶有腰酸痛，尿中泡沫稍多，夜尿1次，纳食可，睡眠可，二便调。舌淡红，苔薄白。续服上方治疗。

患者多次就诊，病情逐渐好转，继服上方治疗。

【按语】患者肾气不足，日久致肾阳衰微，真阴亏耗。不论是气虚还是阴虚，往往由于阳损及阴、阴损及阳，向气阴两虚证转化，故以参芪地黄汤加减。而在拟益气养阴之法时，应辨明气与阴两者的偏重情况，在选择药物及用量上要恰如其分，则临床疗效更佳。同时，因肾病及脾，水湿不运，停聚体内，故在补虚的同时应注意祛邪。制大黄通腑泄浊，使浊邪有出路；陈皮、法半夏祛痰化湿；黄芪、当归补气补血活血；怀牛膝、车前子通利湿热，补肾利水，标本兼顾。且用时应随证加减，疗效更佳。

病案 10

江萍，女，45岁，2013年6月27日初诊。

主诉：发现血肌酐升高5年，加重1月。

病史：患者5年前体检时发现血肌酐升高，约200 μmol/L，无头晕、头痛，无四肢水肿，无尿频、尿急，无肉眼血尿，测血压升高，最高160/110 mmHg，至我院门诊就诊，诊断为"慢性肾功能衰竭，肾性高血压"，给予阿魏酸哌嗪片，肾衰宁，肾复康，安博维及中药汤剂治疗后病情稳定，血肌酐维持在

200 μmol/L 左右。1月前患者查血肌酐 313 μmol/L，尿素 16.1 mmol/L，为治疗到我院门诊就医。就医时见乏力，腰膝酸软，身热烦躁，恶心呕吐，口干、口苦，纳差、眠差，小便黄，大便干。舌红，舌苔黄腻，脉弦数。

西医诊断：慢性肾衰竭，慢性肾脏病4期，肾性高血压。

中医诊断：肾衰病。

辨证：肝肾阴虚，湿热互结。

治法：滋阴补肾，清热化湿，和胃止呕。

方药：天麻钩藤饮合半夏泻心汤加减。

天麻 15 g	枸杞 15 g	钩藤 15 g	珍珠母 15 g
黄连 6 g	黄芩 10 g	党参 10 g	法半夏 10 g
紫苏梗 12 g	陈皮 12 g	甘草 6 g	茯苓 15 g
山药 15 g			

煎服法：水煎服，每日1剂，分3次服，连服1周，共7剂。

二诊（2013年7月4日）：服上方后症见头晕乏力，仍有恶心呕吐，呕吐物为胃内容物。偶有心慌胸闷，双下肢不肿。舌红，苔薄黄，脉弦。尿常规示尿蛋白（±）。继服上方14剂，每日1剂。

三诊（2013年7月18日）：患者乏力好转，恶心呕吐次数减少，偶有心慌、胸闷，睡眠不安，多梦，双下肢不肿。尿常规示尿蛋白（±），肾功能检查示血肌酐 252 μmol/L，尿素氮 16.3 mmol/L，尿酸 489 μmol/L。予以温胆汤加减，因其长于理气化痰，利胆和胃。

方药：

厚朴 12 g	法半夏 10 g	茯苓 15 g	紫苏梗 12 g
炒谷芽 12 g	炒麦芽 12 g	陈皮 10 g	竹茹 10 g
枳实 10 g	生甘草 8 g		

煎服法：水煎服，每日1剂，分3次服，连服1周，共7剂。

四诊（2013年7月25日）：无恶心、呕吐，偶有胃部不适感及头晕，无心慌、胸闷，双下肢不肿。舌红苔薄黄，脉弦。尿常规示尿蛋白（−）。继续服上方治疗。

患者多次就诊，病情逐渐好转。继服上方治疗。

【按语】患者西医诊断为慢性肾衰竭4期，此期已表现为肝肾阴虚。阳气与阴精相互对立，在病理上又相互滋长，初期阳气虚弱，阴寒之气内盛，水湿浊邪潴留体内而病水，日久不愈，阴精的生成不足必然向阴虚转化。张景岳谓："人知气化为精，而不知精化为气也"。肾脏为元阳元阴，阳常有余，阴常不足。肾元阴极易耗损，肝肾同源，肾阴不足，精不化血，肝失濡养。本例患者本是肝肾阴虚，水湿浊邪内生，由于湿郁化热而致本证。阴虚体无所养，则乏力；阴虚内热，故手足心热；阴虚肌肤失养，则身痒；肾虚腰府失养，则腰膝酸软；湿郁化热，湿热阻滞气机，脾胃升降失司，浊邪不降而上逆，故恶心呕吐；湿热秽浊之邪上蒸，故口中秽臭，口干口苦；湿热郁蒸，上扰心神，故烦躁，热蒸于外故发热；舌、脉均为本病之证象。故治用天麻钩藤饮加减，滋补肝肾，疏肝泄热。慢性肾衰竭以脾肾虚衰为本，以湿浊瘀为标，肾虚则气化开阖失常，脾虚则运化功能失司，清阳不升而受阻，浊邪不降而上逆停聚体内，脾失健运，肾失温化，以致水湿内生，聚湿成浊邪，停聚于中焦，秽浊积久，发为呕吐，法当健脾和胃、扶助正气。患者脾胃升降失常，气机不畅，改用半夏泻心汤加减升清降浊，攻补兼备，方中法半夏、陈皮和胃降浊，茯苓利湿泄浊，紫苏梗理气和中，共奏健脾补虚之效。三诊时患者出现睡眠不安，多梦，为胆胃不和、痰热内扰之虚烦不眠，故以温胆汤加减以理气化痰、利胆和胃。

第四节 紫癜性肾炎

过敏性紫癜性肾炎，又称紫癜性肾炎，是指过敏性紫癜引起的肾脏损害，其可为细菌、病毒及寄生虫等感染所引起的变态反应，或为某些药物、食物等过敏，或为植物花粉、虫咬、寒冷刺激等引起。其肾脏损害主要表现为血尿和蛋白尿，多发生于皮肤紫癜后一个月内，有的或可以同时并见皮肤紫癜、腹痛、关节疼痛等，有的仅是无症状性的小便异常。由于过敏性紫癜患者约1/3以上出现肾损害，其预后主要取决于肾病变的严重程度，因此将过敏性紫癜所引起的肾损害称为过敏性紫癜性肾炎。

中医认为紫癜性肾炎的发生主要是由于先天禀赋不足，脏腑亏损，血热内蕴，复感六淫之邪而发病。中医文献中一般将皮肤出现紫色斑点归属于斑疹门中，由于过敏性紫癜在病初常有外感，如因过敏引起，故其病因多与风、湿、热、毒邪有关。本病中医一般归于斑疹、瘀斑类进行辨证。紫癜性肾炎的病机可以认为是患者素有血热内蕴、外感风邪或摄入动风之品，风热相搏或热毒炽盛，灼伤血络，以致迫血妄行，外溢肌肤，内迫胃肠，甚则及肾，故有下肢皮肤紫斑、腹痛频作，甚则便血、尿血；虫咬后，局部红肿水疱，为虫毒浸淫所致，湿毒化热，阻于络脉，气血循行不畅，迫血妄行，故亦可出现紫癜，甚则尿血；寒邪外侵，内滞于血络，亦可发为紫癜，气不摄血或虚火灼络，均可出现尿血。

在紫癜性肾炎的发生、发展过程中，其临床显著特点为湿热毒邪炽盛。吴巍教授指出本病的中医特色治疗应重在治疗胃经湿热，湿热是根本，病位在脾胃，瘀血共为患。湿热应是本病的主要病因，湿热为患既可因于外感，亦可因肥甘厚味而内生。湿与热结，两邪相搏，热伤血络而血溢脉外，阳络伤则血外溢而致紫癜、鼻衄、齿衄；阴络伤则血内溢而致便血、尿血。湿阻气机而气滞血瘀，滞于肠道则致腹痛，郁于关节则发肿痛、屈伸不利。因此血溢和瘀滞是本病的两个主要病机环节。湿热之毒既可从口鼻入，客于咽喉，侵犯及肺，借肺通百脉而入营血，也可从口咽入侵胃肠，损伤肠络而导致胃肠出血。营血热毒炽盛，损伤血络，迫血妄行，从而导致皮肤瘀斑、瘀点、便血、尿血等症状。吴巍教授认为应首先辨别风热之邪客于肺系与热毒夹湿滞于胃肠之不同，从而选用不同的清解之剂：风热之邪客于肺系应选用清解之中兼能疏风之药，如金银花、连翘、薄荷、蝉蜕等；热毒夹湿滞于胃肠应选用清解之中兼能利湿之品，如秦皮、白头翁、黄柏等。同时应在清解之剂中加入透热凉营之品，如生地黄、赤芍、水牛角、牡丹皮等。在病之初期，热毒较重，当以清热解毒为主。病久热毒渐退，以热毒之邪耗伤津液为主时，当治以滋阴益气养液为主，但清热解毒仍不可弃，仍应辅以清热解毒之剂，以防病情反复。同时，吴巍教授强调在紫癜性肾炎的治疗中应重视活血化瘀。因其病机特点为热毒炽盛，灼营动血，导致血滞脉中；动血者热伤血络，迫血妄行，导致血溢脉外，从而形成瘀血之证。瘀血既成，又会进一步化热生毒，煎熬营血，从而出现恶性循环，疾病难愈。故紫癜性肾炎的治疗上，吴巍教授强调以凉血散血、活血化瘀之法为主，热毒解则血宁，瘀血化则脉通。对于临床上即使是热毒渐退，以正虚为主要病机的患者，仍可能因为阴虚血少脉涩或气虚摄血无力，从而导致血溢脉外或血滞脉中，而成瘀血。因此治疗瘀血应贯穿整个疾病的始终。

病案1

王某某，女，11岁，2015年8月25日初诊。

主诉：双下肢瘀斑、瘀点10天。

病史：10天前，患者出现双下肢紫褐色瘀斑、瘀点，呈对称分布，以伸侧为主，大小不等，微突于皮表，不痛，微痒，伴关节肿痛，无恶心呕吐，无咯血、黑便，无肉眼血尿，到当地就诊查尿常规示尿蛋白（+）。给予对症治疗（具体不详）后，皮疹有所消退，反复查见尿蛋白。为求进一步治疗，今日至我院门诊，现症见咳嗽，咽部不适，双下肢散在红色瘀点，口干，颜面及双下肢无水肿，无关节肿痛，无腹痛、腹胀等症状，饮食正常，睡眠可，小便黄，大便正常。舌红，苔腻，脉浮数。

辅助检查：我院24小时尿蛋白定量示1052 mg。尿常规示尿蛋白（++），红细胞（+++）。

西医诊断：紫癜性肾炎。

中医诊断：紫癜（血热动血）。

治法：清热祛风，活血止血。

方药：消风散加减。

| 地肤子15 g | 漏芦15 g | 白鲜皮15 g | 芦根I5 g |
| 栀子15 g | 藿香15 g | 防风10 g | 秦艽10 g。|

煎服法：水煎服，1日1剂，共7剂。

二诊：2015年8月31日。双下肢紫癜色退，未再出现新斑疹。舌淡红，苔白，脉细。复查尿常规示尿蛋白（+），红细胞（++）。

方药：归脾汤加减。

党参15 g	黄芪15 g	白术10 g	龙眼10 g
木香10 g	当归10 g	茯苓15 g	芡实10 g
漏芦10 g	矮地茶10 g。

煎服法：水煎服，1日1剂，共7剂。

三诊：2015年9月7日。患者无皮肤瘀斑、瘀点，未诉特殊不适。复查24小时尿蛋白定量示509 mg，效不更方，守上方继续服用7剂。

【按语】紫癜病皮下出血以紫癜为主，但多伴有便血、尿血以及鼻衄、齿衄，几乎概括了全身性出血表现，当属于中医血证之列。因此血溢和瘀滞是本病的两个主要病机环节。中医素有"疹出于肺""斑发于胃"之说，《温热经纬》叶香岩外感温热篇论："斑疹皆是邪气外露之象，发出宜神情清爽，为外解里和之意。如斑疹出而昏者，正不胜邪，内陷为患，或胃津内涸之故。"叶天士曾说："斑属血者恒多，疹属气者不少。"章虚谷也说："热闭营中故易成斑疹，斑疹从肌肉而出，属胃，疹从血络而出，属肺。"本病即以皮肤瘀点、瘀斑为主，尤以四肢及其伸侧阳明经所过处为甚，故审证定位当病在脾胃。因此过敏性紫癜的病因以湿热毒邪为多，病位以脾胃为主，病机以脾胃湿热、络伤血溢、血液瘀滞、气滞血瘀为主要病理环节。俞根初说："温毒热病发斑者，由于血热毒盛而发。"邵新福也说过："殆伤寒、瘟疫诸症，先于宣解，邪蕴于胃腑，而走入营中，每有是患耳。"本病属中医血证范畴，急性期出血情况严重时，采用西药治疗比较理想，但中医辨证治疗也颇显特色，尤其在预防进一步肾脏损害时实显优势。此时中医传统认识多辨证为阴虚血热、脾虚不摄等，治以养阴凉血、益气止血、活血止血、补肾益脾、补益气血、填精补髓等。该病前期以血热及胃经湿热为主，后期以脾虚不摄为主，应注重顾护脾胃。同时方中特色加用防风、秦艽之味，吴巍教授认为二味相合有抗过敏之功，体现了中西医结合拟方特点。

病案2

李某某，男，22岁，2016年6月20日初诊。

主诉：血尿2个月。

病史：患者于3年前曾患过敏性紫癜并发紫癜性肾炎，经治疗后未再发紫癜，尿蛋白维持在（+）～（++）。2月前患者无明显诱因出现肉眼血尿，无尿频、尿急、尿痛，无腰腹部疼痛，无发热恶寒，无关节疼痛，无四肢瘀斑、瘀点等。现症见血尿，余无特殊症状，纳眠可，大便可。尿常规示红细胞（++++），尿蛋白（++），舌质暗红，苔黄腻，脉细数。

西医诊断：过敏性紫癜，紫癜性肾炎。

中医诊断：尿血，紫癜病。

辨证：肝肾阴虚，下焦湿热。

治法：滋养肝肾，清热利湿。

方药：

小蓟 15 g	石韦 15 g	白茅根 15 g	栀子 15 g
藕节 15 g	蒲黄 15 g	地肤子 15 g	煅龙骨 30 g
蒲公英 10 g	女贞子 15 g	墨旱莲 15 g。	

煎服法：7 剂，水煎服，每日 1 剂。

二诊（2016 年 6 月 27 日）：患者诉小便颜色明显变浅，有尿频、尿急症状，舌质暗红，苔黄腻，脉弦细。尿沉渣检查示红细胞（++），尿蛋白（+），白细胞（+）。

方药：

扁蓄 15 g	瞿麦 15 g	土茯苓 15 g	小蓟 10 g
墨旱莲 15 g	女贞子 15 g	白茅根 30 g	生地黄 20 g
煅龙骨 30 g	煅牡蛎 30 g	车前草 15 g	石韦 15 g。

煎服法：10 剂，水煎服，每日 1 剂。

三诊（2016 年 7 月 9 日）：无血尿及尿频、尿急，查尿微量白蛋白为 77.17 mg/L，舌质暗红，苔黄，脉弦细。

方药：

扁蓄 15 g	瞿麦 15 g	土茯苓 15 g	小蓟 10 g
草薢 15 g	女贞子 15 g	墨旱莲 15 g	白茅根 30 g
煅龙骨 30 g	煅牡蛎 30 g	地肤子 15 g	薏苡仁 30 g。

煎服法：10 剂，水煎服，每日 1 剂。

四诊（2017 年 7 月 25 日）：近来症安，未诉特殊不适. 查尿常规示红细胞（+），尿生化示尿微量白蛋白 62 mg/L。

方药：

扁蓄 15 g	瞿麦 15 g	土茯苓 15 g	小蓟 10 g
草薢 15 g	女贞子 15 g	墨旱莲 15 g	白茅根 30 g

| 煅龙骨 30 g | 煅牡蛎 30 g | 车前草 15 g | 薏苡仁 30 g |
| 蒲公英 10 g | 仙鹤草 10 g | 三七粉 3 g。 | |

煎服法：12 剂，水煎服，每日 1 剂。

半月后随诊，血尿及蛋白尿均较前好转，效不更方，为巩固疗效，守上方继续服用 7 剂。

【按语】《圣济总录》热淋论曰："三焦者水谷之道路也，三焦壅盛，移热于膀胱，流传胞内，热气并结，故水道不利而成淋也，其状溲便赤涩，或如血汁，故谓之热淋。"叶天士在《温热论》中倡"卫气营血辨证"，提出热入营血则会出现耗血动血，王孟英在叶氏基础上言："湿热熏蒸不已，自气入营矣。"湿与热合，从气入营，则出现湿热血证。薛雪在《湿热论》中道："热为天之气，湿为地之气。热得湿而愈炽，湿得热而愈横。"并明确指出："湿多热少，则蒙上流下，当三焦分治。调三焦之气，分利其湿也。湿热俱多，则下闭上壅，而三焦俱困矣。"湿与热相合，缠绵难愈。该患者血尿 2 月，且之前患过敏性紫癜并发紫癜性肾炎，舌质暗红，苔黄腻，脉细数。治法当滋养肝肾，清热利湿。吴巍教授指出该患者由于热淋之甚为血淋，所以，本案在治热淋的基础上加凉血止血之药，并根据其他症状逐一用药，即方从法出。女贞子、墨旱莲为二至丸，补益肝肾；石韦通淋而补阴，利小便而泄湿，专治涩淋之证；白茅根补虚而养血，补中益气，除瘀血、利小便；蒲公英清热利湿，车前草利水渗湿；煅龙骨、煅牡蛎平肝潜阳，软坚散结；小蓟清热、凉血止血；地肤子可利膀胱，以上合用可达滋养肝肾，清热利湿之效。四十余剂后诸症基本痊愈。

病案 3

钟某某，男，41 岁，2015 年 11 月 12 日初诊。

主诉：发现蛋白尿 1 年余。

1 年前，患者诉劳累后出现双下肢皮肤紫癜，部分瘀点融合成片，膝关节及踝关节肿痛，无腹痛，无黑便，无恶心呕吐，无肉眼血尿，无颜面及双下肢水肿。于当地医院住院治疗，查尿常规示尿蛋白（++），红细胞（+），诊断为紫癜性肾炎。经治疗后，皮肤紫癜消退，但尿蛋白始终波动于（++）～（+++）。现症见倦怠乏力，腰膝酸软，咽干咽痛，小便黄，大便干结，舌质暗红，苔薄黄，脉弦细。尿沉渣检查示尿蛋白（+++）。

西医诊断：过敏性紫癜伴紫癜性肾炎。

中医诊断：紫癜病。

辨证：肺肾阴虚夹瘀。

治法：滋肾养肺，凉血化瘀。

方药：麦味地黄汤加减。

麦冬 15 g	五味子 10 g	生地黄 20 g	牡丹皮 15 g
泽泻 15 g	茯苓 20 g	黄精 15 g	益母草 20 g
白茅根 20 g	金樱子 30 g	枸杞子 10 g	桑寄生 15 g
玄参 15 g	水蛭 10 g。		

煎服法：10 剂，水煎服，日 1 剂。

二诊（2015 年 11 月 25 日）：腰酸有好转，仍感倦怠乏力，纳差，咽喉干痛，口干，喜饮凉水，尿黄，大便干。舌红，苔薄白，脉弦细。复查尿沉渣检查示尿蛋白（++）。

方药：

党参 20 g	黄芪 30 g	生地黄 15 g	山茱萸 15 g
牡丹皮 15 g	泽泻 10 g	茯苓 15 g	益母草 20 g
白茅根 30 g	桑寄生 15 g		

煎服法：15 剂，水煎服，日 1 剂。

三诊：乏力纳差等症消失，腰酸明显好转，仍有咽干痛，大便干结，小便黄。舌红，苔薄白，脉细数。复查尿沉渣检查示尿蛋白（++）。

方药：

淡竹叶 15 g	生石膏 30 g	南沙参 20 g	生地黄 20 g
女贞子 15 g	墨旱莲 15 g	玄参 15 g	麦冬 15 g
白茅根 30 g	益母草 15 g	山茱萸 15 g	茯苓 15 g
牡丹皮 15 g			

煎服法：15 剂，水煎服，日 1 剂。

半月后，咽喉干痛、大便干结等症明显减轻，再加天花粉 15 g，石斛 15 g 以养胃生津。连续复查 3 次尿沉渣检查均提示尿蛋白（+）。

【按语】紫癜性肾炎的病机复杂，尤其病程长者，常常表现为正虚邪实。本案的正虚表现为肺肾阴虚，气阴两虚，邪实主要是热毒与血瘀。《丹溪心法》云："诸淋所发，皆肾虚而膀胱生热也。"纵观整个病程，肾阴虚与血瘀、热毒是本病的基本病理变化，前面二诊以正虚为主，故吴巍教授从六味地黄丸中选用了几味药滋补肾阴，由于初诊患者常有感冒咽痛之症，肺阴亏虚，必然会导致咽痛加重，因此，处方中加入麦冬、五味子以敛肺阴；病久肺肾及脾，且滋阴之剂有碍脾气运化，患者出现纳少，乏力等症，加之阴虚仍未得到纠正，便会出现脾肾气阴两虚之证，因此在继续滋补肾阴的同时，加入党参、黄芪以补益中气。三诊时主要从清利肺肾余热入手，因本有阴虚，不宜用苦寒之品，故用淡竹叶、生石膏，并辅以南沙参、生地黄、麦冬以益气养阴，并加二至丸，有滋养肾阴之功，而无碍脾之弊。紫癜为离经之血，属于瘀血范畴，且患者舌质暗红为瘀血之症，凡病程长者，常有久病入络的病理改变，故处方中均有白茅根、益母草以凉血活血。

病案4

兰某，女，17岁，2019年2月13日初诊。

主诉：反复皮肤瘀斑、瘀点3月，加重2天。

病史：3月前，患者无明显诱因出现四肢皮肤瘀点，部分瘀点融合成片，高于皮面，压之不褪色，不伴腹痛及关节疼痛，无黑便，无恶心呕吐，无肉眼血尿，无颜面及双下肢水肿，皮肤瘀点隔几日可自行消退，但反复出现新发瘀点，并逐渐出现疲乏、纳呆等症。于当地医院查尿常规示尿蛋白（+），隐血（+）。目前精神较差，双下肢密集紫红色瘀点，部分融合成片，稍高于皮面，压之不褪色，局部无瘙痒，咽干，口干、口苦，小便黄，量少，大便干，纳差，舌红，苔薄黄，脉滑数。

西医诊断：过敏性紫癜伴紫癜性肾炎。

中医诊断：紫癜病。

辨证：风邪袭表，热壅血瘀。

治法：疏风解表，清热凉血。

方药：消风散加减。

防风 15 g	荆芥 15 g	栀子 10 g	蝉蜕 10 g
金银花 15 g	连翘 15 g	地肤子 15 g	矮地茶 15 g
生地黄 20 g	玄参 15 g	当归 15 g	牡丹皮 15 g
茜草 15 g			

煎服法：7 剂，水煎服，每天 3 次，每日 1 剂。

二诊（2019 年 2 月 23 日）：服上方后双下肢紫红色瘀斑及瘀点逐渐消退，可见少许新发瘀点，咽干、口苦较前好转，舌红、苔薄黄，脉滑。

方药：

防风 15 g	荆芥 15 g	栀子 10 g	蝉蜕 10 g
五味子 15 g	银柴胡 15 g	地肤子 15 g	白鲜皮 15 g
矮地茶 15 g	生地黄 20 g	乌梅 15 g	当归 15 g
牡丹皮 15 g	茜草 15 g		

煎服法：10 剂，水煎服，每天 3 次，每日 1 剂。

三诊（2019 年 3 月 9 日）：服上方后皮肤瘀点消退，未见新发，已无咽干、口苦、口干等症，饮食二便正常，精神较前明显好转。复查尿沉渣检查示尿蛋白（-），隐血（+），舌淡红，苔薄白，脉细滑。

效不更方，继续守上方服用 10 剂。

【按语】过敏性紫癜，紫癜性肾炎当属中医血证、紫斑范畴，本病以实、热、瘀证多见，而血热妄行是出血最常见的病因病机。《仁术便览》云"淋痛有五，皆属热"。《景岳全书》言："动者多由于火，火盛则逼血妄行。"本案病因病机总属风邪袭表，热毒伏于血分，导致热壅血瘀，血溢脉外。针对其发病机制，予自拟消风散加减治疗。方中金银花、连翘、荆芥、防风，蝉蜕疏风解表，清热散邪；生地黄、玄参、栀子凉血解毒；当归、牡丹皮、茜草化瘀通络，行血止血；地肤子利小便、清湿热，全方共奏疏风清热，凉血化瘀解毒之功。二诊时，患者紫斑渐退，风热渐去，故减金银花、连翘、玄参，加五味子、银柴胡、乌梅，与防风合用，以增强脱敏作用，加白鲜皮以清利湿热。

病案5

陈某某，男，50岁，2011年4月2日初诊。

主诉：反复双下肢瘀斑、瘀点2年，咽痛2天。

病史：2年前，患者无明显诱因出现双下肢紫褐色瘀斑、瘀点，呈对称分布，以伸侧为主，大小不等，微突于皮表，不痛，微痒，伴有关节疼痛，腹痛，无咯血、黑便，无肉眼血尿，到当地医院就诊，查尿常规正常，诊断为"过敏性紫癜"，给予激素等治疗后（具体不详），皮疹消退，腹痛及关节疼痛缓解。4月前，患者再次出现双下肢皮疹，在当地医院查尿常规示蛋白尿及镜下血尿。随后患者到四川省人民医院就诊，诊断为"过敏性紫癜，紫癜性肾炎"，给予甲强龙冲击治疗，随后改为强的松50 mg qd。目前服用强的松10 mg qd。2天前，患者出现咽痛，腹痛不适，无呕吐，无腹泻。现症见咽痛，乏力，双下肢散在大小不一的紫红色皮疹，微突于皮表，不痛，微痒，腹痛，无腹泻，无四肢关节肿痛，饮食正常，睡眠可，小便黄，大便常。舌红，苔薄黄，脉滑数。

辅助检查：尿沉渣检查示尿蛋白（++），尿隐血（++），24小时尿蛋白定量为1203 mg。

西医诊断：过敏性紫癜，紫癜性肾炎。

中医诊断：紫癜病。

辨证：外感风热，胃经湿热。

治法：疏风清热，凉血利湿。

方药：泻黄散加减。

藿香30 g	栀子15 g	防风15 g	连翘15 g
金银花15 g	薄荷10 g	牛蒡子15 g	秦艽15 g
矮地茶15 g	芦根20 g	小蓟15 g	茜草20 g
藕节15 g	牡丹皮15 g	地肤子15 g	白鲜皮15 g
蝉蜕15 g	白芍15 g	甘草10 g	

煎服法：7剂，水煎服，日1剂。

二诊：2011年4月10日。服上方7剂，患者咽痛及腹痛缓解，小便色泽转清。舌质红，苔黄腻，脉滑数。尿常规示尿蛋白（+），红细胞（+），治以祛风除湿，凉血止血。

方药：

栀子 15 g	防风 15 g	石膏 30 g	秦艽 15 g
白茅根 15 g	矮地茶 15 g	小蓟 15 g	牡丹皮 15 g
地肤子 15 g	茜草根 30 g	侧柏叶 15 g	藕节 30 g
鱼腥草 15 g			

煎服法：7 剂，水煎服，日 1 剂。

三诊：2011 年 4 月 19 日。患者无明显不适。舌红，苔白，脉滑。尿常规示尿蛋白（+），红细胞（+）。治以疏风除湿，化瘀止血。

方药：

秦艽 20 g	防风 12 g	矮地茶 15 g	漏芦根 15 g
地肤子 20 g	紫荆皮 15 g	石韦 15 g	益母草 20 g
小蓟 15 g	生蒲黄 15 g	地榆 15 g	槐花 15 g
生地黄 20 g	柴胡 15 g		

煎服法：7 剂，水煎服，日 1 剂。

四诊：2011 年 4 月 28 日。患者诉口干，小便色黄，舌质红，苔黄，脉滑。尿常规示尿蛋白（-），红细胞（++）。患者病久，湿热伤津，故舌红，苔黄少津，湿热下注灼伤血络，则尿血，治以清热解毒，凉血生津。

方药：

连翘 15 g	栀子 10 g	生地黄 20 g	当归 15 g
牡丹皮 15 g	玄参 15 g	矮地茶 15 g	麦冬 15 g
甘草 10 g			

煎服法：水煎服，日 1 剂。

服用 10 剂后，症状明显好转，复查 24 小时尿蛋白定量为 720 mg。

【按语】吴巍教授指出：中医认为紫癜性肾炎的发生主要是由于先天禀赋不足，脏腑虚损，血热内蕴，复感六淫之邪而诱发。在病程中进一步损耗津液，使疾病由实转虚，虚实夹杂。《素问·太阴阳明论》曰："故伤于风者上先受之，伤于湿者，下先受之。"该患者因素体血热内蕴，又外感风热之邪，风热与血热相搏，血热妄行，脉络受损，血溢于肌表发为紫癜。表邪化热，传经入里，热结于膀胱，膀胱血络受损而发为血尿，小便赤黄。热邪侵犯胃肠，阻滞于经络，则见腹痛、关节疼痛。起病初期，患者外感风热之邪，咽为肺胃之门户，口鼻受风热之邪故见咽痛。起病初期治疗上应以疏风清热为主，对于腹痛明显者，可适当加用白芍、甘草等药。尿血甚者，可加用生蒲黄，小蓟，地榆、侧柏叶等凉血止血之品。

病案6

旦某，男，13岁，2018年2月19日初诊。

主诉：反复双下肢瘀斑、瘀点10月，腹痛腹泻3天。

病史：10月前，患者无明显诱因出现双下肢紫褐色瘀斑、瘀点，呈对称分布，以伸侧为主，大小不等，微突于皮表，不痛，微痒，伴有关节疼痛，腹痛，无咯血、黑便，无肉眼血尿，到当地医院就诊，查尿常规正常，诊断为"过敏性紫癜"，给予激素等治疗后（具体不详），皮疹消退，腹痛及关节疼痛缓解。4月前，患者再次出现双下肢皮疹，在当地医院查尿常规示蛋白尿及镜下血尿。随后患者到四川省人民医院就诊，诊断为"过敏性紫癜，紫癜性肾炎"，给予甲强龙冲击治疗，随后改为强的松50 mg qd，潘生丁，卡托普利，迪巧等治疗，好转后出院。目前服用强的松10 mg qd。3天前，患者出现腹痛、腹泻，为水样便，无黏液、脓血，无四肢关节红肿疼痛，发热，无恶寒及汗出，体温波动于37.0℃~39.1℃，在当地医院检查治疗（具体不详），考虑阑尾炎。为进一步治疗，于今日来我院门诊就诊。症见疲倦乏力，腰膝酸软，双下肢散在大小不一的紫红色皮疹，微突于皮表，不痛，微痒，无腹痛、腹泻，无四肢关节肿痛，饮食正常，睡眠可，小便黄，大便常。舌红，苔黄腻，脉滑数。

辅助检查：腹部彩超及腹部平片未见确切异常。尿常规示尿蛋白（++）。

西医诊断：过敏性紫癜，紫癜性肾炎。

中医诊断：紫癜病。

辨证：胃经湿热。

治法：清热利湿，祛邪安血。

方药：泻黄散加减。

藿香 15 g	栀子 15 g	防风 15 g	石膏 30 g
秦艽 15 g	矮地茶 15 g	漏芦根 25 g	小蓟 15 g
茜草根 15 g	藕节 15 g	牡丹皮 15 g	地肤子 15 g
鱼腥草 20 g			

煎服法：7 剂，水煎服，日 1 剂。

二诊：服上方 7 剂，临床无不适，小便微黄，舌质红，苔黄厚，脉滑数。尿常规示尿蛋白（-），红细胞（+）。

治法：祛风除湿，凉血止血。

方药：

藿香 15 g	栀子 15 g	防风 15 g	石膏 30 g
秦艽 10 g	建曲 15 g	漏芦根 30 g	矮地茶 15 g
小蓟 15 g	牡丹皮 15 g	地肤子 15 g	茜草根 30 g
侧柏叶 15 g	藕节 30 g		

煎服法：7 剂，水煎服，日 1 剂。

三诊：小便清亮，无新发瘀斑、瘀点，无腹痛及关节疼痛等。舌红，苔白，脉滑。尿常规示尿蛋白（+）、红细胞（+）。尿生化示尿微量白蛋白 121 mg/L。

治法：疏风除湿，化瘀止血。

方药：

秦艽 20 g	防风 12 g	矮地茶 15 g	白鲜皮 15 g
漏芦根 15 g	地肤子 20 g	紫荆皮 15 g	茜草根 20 g
石韦 15 g	益母草 20 g	小蓟 15 g	槐花 15 g
生地黄 20 g			

煎服法：7 剂，水煎服，日 1 剂。

四诊：患者诉口干，小便色黄，大便干结，舌质红，苔黄，脉细滑。尿常规示尿蛋白（+），红细胞（-）。尿生化示尿微量白蛋白 52 mg/L。患者病久，湿热伤津，故舌红，苔黄少津。

治法：清热解毒，凉血生津。

方药：

| 连翘 15 g | 栀子 12 g | 生地黄 15 g | 当归 15 g |

| 牡丹皮 15 g | 玄参 15 g | 矮地茶 15 g | 广木香 15 g |
| 漏芦根 20 g | 谷芽 15 g | 葛根 15 g | 水牛角 15 g |

煎服法：水煎服，日 1 剂。服用 14 剂后，症状消失。

【按语】《素问·六元正纪大论》说："湿胜则濡泄，甚则水闭浮肿。"《诸病源候论》中云"斑毒之病，是热气入胃。"李用粹在《证治汇补》中云："热极沸腾发为斑""热则伤血，血热不散，里实表虚，出于皮肤而为斑"。本病案例根据患儿临床舌红、苔黄腻、脉滑数等舌脉症象，吴巍教授认为患者初发病为双下肢紫色瘀点，继而出现尿血，当属阳明胃经，舌质红，舌苔黄厚腻，脉滑，此乃脾胃湿热蕴结，故拟方泻黄散加减。方中石膏、栀子、藿香、防风清热利湿，驱邪安血，特色加用矮地茶、漏芦根、秦艽等味相结合有抗过敏之功。紫癜性肾炎病情缠绵，反复易发，久病均可见到血虚及瘀血证候，尿血、衄血、便血使血液外流，导致血虚。而血溢脉外后，又因不能及时消散，变为瘀血内停，阻滞气血运行，使血虚证候进一步加重。瘀血不去，新血不生，使出血反复难止，故养血活血、化瘀止血的治疗原则应贯穿始终。因久病多虚，如患者体质较弱，正气不足，或瘀血征象不明，慎用破血之品，以免耗伤正气。

病案 7

张某某，男，21 岁，2020 年 4 月 2 日初诊。

主诉：反复双下肢紫癜 1 年余，复发伴腹痛 3 天。

病史：1 年余前，患者无明显诱因出现双下肢紫癜，无腹痛及关节疼痛，无肉眼血尿，于当地医院治疗后紫癜消退，多次行尿沉渣检查示尿蛋白（+）～（++），尿隐血（+）～（+++），长期口服双嘧达莫、阿魏酸哌嗪片及福辛普利。3 天前，患者无明显诱因出现腹痛，恶心，呕吐，大便黑，伴双下肢散在瘀点，对称分布，以伸侧为主，稍高于皮面，无皮肤瘙痒，无关节疼痛，无发热恶寒，无肉眼血尿等。现症见精神差，乏力，双下肢散在针尖大小红色瘀点，腹痛，恶心，呕吐，纳食及睡眠欠佳，舌红，苔黄腻，脉滑数。

辅助检查：尿常规提示尿蛋白（++），红细胞（++）。

西医诊断：过敏性紫癜，紫癜性肾炎。

中医诊断：紫癜病。

辨证：胃经湿热，损伤血络。

治法：清热解毒，凉血止血。

方药：

黄芩 15 g	白头翁 15 g	秦皮 15 g	栀子 15 g
防风 15 g	藿香 15 g	矮地茶 15 g	黄连 10 g
黄柏 15 g	白鲜皮 15 g	地肤子 15 g	生地黄 20 g
牡丹皮 15 g	赤芍 10 g	甘草 10 g	

煎服法：7 剂，水煎服，日 1 剂。

二诊：2020 年 4 月 10 日。患者已无腹痛及恶心、呕吐等症，双下肢有少量散在新发红色瘀点，晨起感咽部不适，无咳嗽，无发热，无尿血，饮食睡眠正常，二便调。舌红，苔薄黄，脉数。

方药：

金银花 15 g	薄荷 10 g	蝉蜕 10 g	连翘 15 g
地肤子 15 g	白鲜皮 15 g	秦艽 15 g	牡丹皮 15 g
矮地茶 15 g	漏芦根 15 g	甘草 10 g	

煎服法：10 剂，水煎服，日 1 剂。

三诊：2020 年 4 月 22 日。患者无新发紫癜，无腹痛及关节疼痛，口干，小便黄，舌质红偏干，苔薄黄，脉弦略数。复查尿常规示尿蛋白（+），红细胞（+）。

方药：

生地黄 20 g	赤芍 15 g	水牛角 15 g	玄参 15 g
防风 15 g	金银花 15 g	蝉蜕 15 g	矮地茶 15
漏芦根 15 g	藿香 15 g	葛根 20 g	

煎服法：10 剂，水煎服，日 1 剂。

四诊：2020 年 5 月 3 日。患者近来症安，未再出现新发紫癜，无口干，舌红，苔薄黄，脉弦略数。守上方继服 10 剂。

【按语】紫癜性肾炎的临床显著特点为热毒炽盛，热毒既可从口鼻入，客于咽喉，侵犯及肺，借肺通百脉而入营血，也可从口咽入侵胃肠，损伤肠络而导致胃肠出血。营血热毒炽盛，损伤血络，迫血妄行，而导致皮肤紫癜、便血、尿血等症状。《血证论》中有"然既是离经之血，虽清血、鲜血，亦是瘀血"，《丹溪心法》中云"斑者有色点而无头粒者是也"，是由邪热壅盛，溢于皮肤而成。"疹浮小有头粒者，随出即收，收则又出是也"，多由风热郁滞，内闭营分，从血络透发于肌肤所致。吴巍教授认为应首先辨识风热之邪客于肺系或热毒夹湿滞于胃肠之不同，从而选用不同的清解之剂。

病案8

任某，女，55岁，2016年5月10日初诊。

主诉：反复蛋白尿3年，双下肢水肿2天。

病史：3年前，患者感冒后出现双下肢散在红色瘀斑、瘀点，无腹痛及关节疼痛，无肉眼血尿，无双下肢水肿，经治疗后紫癜消退，但反复行尿沉渣检查提示尿蛋白（++）~（+++），长期口服厄贝沙坦，未再出现紫癜。2天前，患者无诱因出现双下肢水肿，无腹痛及关节疼痛，无四肢紫癜。现症见神差，倦怠乏力，腰酸，双下肢轻度水肿，纳差，睡眠尚可，尿少，大便正常。面色稍暗，舌红，苔白，脉细。

辅助检查：尿沉渣检查提示尿蛋白（++），尿隐血（++）。

西医诊断：过敏性紫癜，紫癜性肾炎。

中医诊断：紫癜病。

辨证：气阴两虚，脉络瘀阻。

治法：益气养阴，利水通络。

方药：

黄芪 30 g	黄精 15 g	白术 15 g	白茅根 15 g
熟地黄 15 g	山茱萸 15 g	茯苓 15 g	山药 15 g
泽泻 15 g	丹参 20 g	地龙 10 g	女贞子 15 g
菟丝子 15 g	墨旱莲 15 g	益母草 20 g	

煎服法：10剂，水煎服，日1剂。

二诊：2016年5月22日，服上方10剂后，疲乏及腰酸症状明显缓解，双下肢水肿较前好转，夜尿频。复查尿常规同前无明显变化。行24小时尿蛋白定量为1030 mg。面色稍暗，舌红，苔白，脉细。

方药：

黄芪 30 g	黄精 15 g	白术 15 g	芡实 15 g
熟地黄 15 g	山茱萸 15 g	茯苓 15 g	益智仁 15 g
泽泻 15 g	丹参 20 g	水蛭 10 g	地龙 10 g
女贞子 15 g	菟丝子 15 g	墨旱莲 15 g	益母草 20 g
金樱子 15 g			

煎服法：10 剂，水煎服，日 1 剂。

三诊：2016 年 6 月 3 日。疲乏及腰酸症状消失，无双下肢水肿，夜尿频有改善，面色如常，舌淡红，苔白，脉细。复查尿常规示尿蛋白（+），隐血（+）。继服上方 15 剂。

四诊：一月后复查尿常规示尿蛋白（±），尿隐血（+），24 小时尿蛋白定量为 506 mg。患者无特殊不适。

【按语】 紫癜性肾炎病程迁延，临床表现有轻有重。吴巍教授认为紫癜性肾炎多为本虚标实之证。本虚多为气阴两虚，标实多为湿热、风热、瘀血等，本案采用益气养阴，利水通络之法，无论从症状的改善，还是检验结果，都取得了较好的疗效。水肿主要与肺、脾、肾三脏有关，肺朝百脉，通调水道，为水之上源；脾气散精，诸湿肿满皆属于脾；肾主水，能分清泌浊。《血证论·瘀血》曰："世谓血块为瘀，清血非瘀；黑色为瘀，鲜血非瘀；此论不确。盖血初离经，清血也，鲜血也，然即是离经之血，虽清血鲜血，亦是瘀血。"《黄帝内经》中关于治疗水肿的方法有：开鬼门、洁净府，去宛陈莝。关于去宛陈莝有两种观点，一为逐水，排除体内陈腐之物，一为活血化瘀。吴巍教授认为在肾病水肿的治疗中，尤其是顽固性水肿，有瘀水互结一说，活血化瘀是极其重要的治疗措施。蛋白尿的多与少显著影响疾病的发展转归。针对蛋白尿的中医治疗主要为补虚、清热解毒以及化瘀通络。补虚固摄，以防精微下注；清热解毒有抗炎之效；化瘀通络，以畅通百脉运行之道。吴巍教授治疗蛋白尿擅用六味地黄丸加黄芪、益母草、水蛭、芡实等药，取得良好的临床疗效。

病案 9

张某某，男，32岁，2021年8月2日初诊。

主诉：反复下肢瘀斑、瘀点5月，复发加重1天。

病史：5月前，患者无明显诱因出现双下肢皮肤紫癜，部分瘀点融合成片，高于皮面，压之不褪色，无腹痛及关节疼痛，无黑便，无恶心、呕吐，无肉眼血尿，无颜面及双下肢水肿。于当地医院住院治疗，查尿常规示尿蛋白（±），红细胞（+++）。经治疗后紫癜消退，但反复出现。1天前，患者再次出现四肢皮肤紫癜，小便黄。目前症见精神较差，四肢紫红色瘀点，以双下肢为重，部分融合成片，高于皮面，压之不褪色，局部无瘙痒，口干口苦，小便黄，量少，大便干，纳差，舌红，苔薄黄，脉滑数。尿沉渣检查示尿蛋白（－），红细胞157个/HPF。

西医诊断：过敏性紫癜，紫癜性肾炎。

中医诊断：紫癜病。

辨证：风邪袭表，热壅血瘀。

治法：疏风清热，凉血散血。

方药：

生地黄 20 g	金银花 15 g	连翘 15 g	白鲜皮 15 g
地肤子 15 g	秦艽 15 g	地榆 15 g	白茅根 15 g
牡丹皮 15 g	鱼腥草 15 g	芦根 20 g	丹参 15 g
小蓟 15 g	甘草 10 g		

煎服法：7剂，水煎服，日1剂。

二诊：2021年8月11日。患者皮肤紫癜较前好转，双下肢有少量散在新发淡红色瘀点，仍有口干、口苦，小便量少、色黄，大便可，饮食及睡眠正常。舌质红绛，苔薄黄，脉滑数。

方药：

生地黄 20 g	赤芍 15 g	蝉蜕 15 g	玄参 15 g
地肤子 15 g	秦艽 15 g	地榆 15 g	白茅根 15 g

| 牡丹皮 15 g | 炒栀子 15 g | 芦根 20 g | 紫草 15 g |
| 丹参 15 g | 水牛角 15 g | 甘草 10 g | |

煎服法：10 剂，水煎服，日 1 剂。

三诊：2021 年 8 月 11 日。患者未再出现新发紫癜，口干、口苦症状好转，小便颜色变清，尿量正常，大便可，饮食及睡眠正常。舌质红，苔黄，脉滑。复查尿沉渣检查示尿蛋白（-），红细胞 51 个/HPF。守上方继服 15 剂。

四诊：2021 年 8 月 28 日。患者无特殊不适，无新发瘀点，无口干口苦。复查尿沉渣检查示尿蛋白（-），红细胞 39 个/HPF。

【按语】紫癜性肾炎的病机特点为热毒壅盛，灼伤营血。灼营则营受烧炼，以致血滞脉中，动血则热伤血络，迫血妄行，从而导致血溢脉外，形成中医之瘀血之证，瘀血又可进一步化热生毒，煎熬营血，从而出现恶性循环。《血证论》中云："凡物有根者，逢时必发，失血何根，瘀血即其根也，故凡复发者，其中多伏瘀血。"热毒亦可致瘀，《圣济总录》中载："毒热内瘀，则变为瘀血。"血虚则脉络失养，气虚则统摄无权，故出血。因此在紫癜性肾炎的治疗上，吴巍教授强调要重视凉血散血，提出凉血应重在清热解毒，散血当以活血化瘀为重，热毒得以清解则血宁，血活瘀化则脉痛。瘀血是贯通紫癜性肾炎病变始终的重要病机。在临床上，即使患者热毒渐退，而以正虚为主要病机时，也会因阴虚津亏血少脉涩，或气血，摄血无权，而致血滞脉中或血溢脉外，从而产生瘀血之证。因此，凉血散血应贯穿于紫癜性肾炎治疗的始终。西医学大量的临床及病理研究表明，紫癜性肾炎是变态反应性疾病，光镜检查肾脏可观察到弥漫性系膜增生或局灶节段硬化，电镜下表现为内皮细胞下和系膜区及毛细血管周围不规则致密物沉积，有上皮细胞足突融合，毛细血管内有纤维蛋白和血小板，亦可有血栓形成。这也充分体现出中医瘀血的病理特点。

病案 10

董某某，男，11 岁，2018 年 7 月 6 日初诊。

主诉：双下肢皮肤紫癜 10 天。

病史：患儿 10 天前不慎感冒后出现咽痛，流涕，鼻塞，偶咳无痰，随后出现双下肢皮肤紫癜，对称分布，色红，粟粒至黄豆大小，部分融合成片，稍高于皮面，压之不褪色，无腹痛及关节疼痛，无血尿。现症见精神较差，乏力，咽痛，鼻塞流涕，偶咳，面色红，双下肢皮肤紫癜，面色红，大便干结，两日1行，小便可，纳食及睡眠正常。查体见咽部充血，双侧扁桃体肿大，舌红绛，苔薄黄，脉数。

辅助检查：尿沉渣检查提示尿蛋白（+），尿隐血（++）。尿生化见尿微量白蛋白 123 mg/L。

西医诊断：过敏性紫癜，紫癜性肾炎。

中医诊断：紫癜病。

辨证：外感风热，迫血妄行。

治法：疏风清热，凉血止血。

方药：

荆芥 10 g	防风 10 g	金银花 10 g	连翘 10 g
生地黄 12 g	丹参 10 g	白芍 10 g	茜草 10 g
紫草 10 g	牛蒡子 10 g	矮地茶 10 g	白鲜皮 10 g
地肤子 10 g	炙甘草 6 g		

煎服法：10 剂，水煎服，日 1 剂。

二诊：2018 年 7 月 20 日，患儿双下肢瘀斑、瘀点逐渐消退，偶有稀疏新发红色瘀点。现症见双下肢散在红色针尖大小瘀点，咽痛较前明显缓解，咽干，偶咳，咳少许白色黏痰，无腹痛及关节疼痛，无鼻塞流涕，大便干较前好转。查体见咽部轻度充血，双侧扁桃体无肿大，舌质红，苔白略干，脉细数。复查尿沉渣检查示尿蛋白（+），尿隐血（+），尿生化示尿微量白蛋白 75 mg/L。

方药：

知母 10 g	白术 10 g	党参 15 g	丹参 10 g
赤芍 10 g	紫草 10 g	忍冬藤 10 g	黄精 10 g
麦冬 10 g	生地黄 15 g	玄参 10 g	地肤子 10 g
侧柏叶 10 g	炙甘草 6 g		

煎服法：14 剂，水煎服，日 1 剂。

三诊：2018 年 8 月 10 日。近来症安，未见新发紫癜，无咳嗽咳痰，无咽痛咽干等不适，舌淡红，苔薄白，脉细。复查尿沉渣检查示尿蛋白（±），尿隐血

（＋）。尿生化示尿微量白蛋白 53 mg/L。效不更方，续上方 10 剂。服完后停药。

四诊：患儿停药 3 月余，随访期间皮肤紫癜未见复发，无关节疼痛及腹痛呕吐，二便正常。尿沉渣检查提示蛋白及隐血均维持在（－）～（＋）。

【按语】 多数过敏性紫癜患儿发病前均有上呼吸道感染病史。《伏邪新书》言："感六淫而不即病，过后方发者，总谓之伏邪。"《金匮要略》中云："风伤皮毛，热伤血脉……热之所过，血为之凝滞。"因外感风热之邪，引发内伤伏邪（风、热、湿、积、瘀），致邪内伏于血分，郁蒸于肌肤，灼伤脉络，导致血不循经，血溢于脉外而发病。血溢于皮肤而见皮肤紫癜，滞于关节则见关节疼痛，溢于胃肠而见腹痛、呕吐、黑便等，影响肾络而见蛋白尿、血尿。本案中患儿先有上呼吸道感染病史，继而出现双下肢皮肤紫癜，初诊时病机为外感风邪，引发伏邪，迫血妄行。治疗上以疏风清热，凉血消癜为主。二诊时患者咽痛、鼻塞流涕等上呼吸道感染症状明显好转，出现咽干、舌质红、苔白略干等伤阴之象，故治疗上以益气养阴为主。

第五节　糖尿病肾病

糖尿病肾病是指糖尿病引起的肾脏疾病，也是其最常见的微血管并发症之一。无论是 1 型糖尿病还是 2 型糖尿病，30%～40% 的患者可出现肾脏损害，约 5% 的 2 型糖尿病患者在被诊断为糖尿病的同时就已存在糖尿病肾脏损害。本病可归属于消渴，若出现水肿、蛋白尿，亦可归属于水肿、尿浊等病证范畴。引起糖尿病肾病的主要原因为消渴迁延日久，耗气伤阴，阴损及阳，气血阴阳失衡，五脏受损，其中肾元不足为病本，进而导致气阴两虚、肝肾阴虚、脾肾阳虚，在此基础上变生水湿、湿热、痰浊、瘀血等致病产物，形成本虚标实之证。消渴以阴虚为本，燥热为标。肾阴亏虚，化源不足，日久阴虚及气，导致气阴两虚。气虚不固，气化失常，水液内停，则见水肿；精微外泄，则见蛋白尿，此为糖尿病肾病初期之气阴两虚阶段。若病情继续发展，由于肾精虚损，肝血化生不足，日久导致肝肾阴虚。肾失封藏，导致蛋白尿。肝血不足，络脉空虚，血行不畅，导致肾络瘀阻，此为糖尿病肾病之肝肾阴虚阶段。肝肾阴虚，无以化气，气虚无以助阳，导致脾肾阳虚。脾失运化，肾失开阖，导致水湿潴留，见面足水肿。固摄失权，导致大量蛋白尿，此为糖尿病肾病之脾肾阳虚阶段。糖尿病肾病日久，阴损及阳或后天之精化生不足，可导致阴阳两虚。疾病至此，气血阴阳俱伤，多脏受损，肾失所司，肾元虚衰，血脉不畅，三焦不通，气机升降失职，水湿浊毒内蕴，容易出现多种危候。因脾肾阳气虚弱，肾阳虚不能蒸化水液，脾阳虚不能运化水湿，导致水液停积；水停日久化热，导致湿热内生；在此基础上，又因肝肾阴虚，阴不制阳，虚热虚火煎熬津液，日久湿热变生痰浊；由于气血阴阳失衡，脏腑虚损，痰浊不化，导致肾络瘀阻，终成本虚标实、痰瘀互结之顽证。综上所述，糖尿病肾病的核心病机为肾元亏虚，导致气血阴阳失衡，进一步产生水湿、湿热、痰浊、瘀血之邪，从而形成本虚标实之证。初期以气阴两虚为主，进一步导致肝肾阴虚、脾肾阳虚，最终发展为阴阳两虚，并出现多种危候。初期标实为水湿、湿热内盛，中晚期导致痰浊、瘀血内阻，甚至五脏虚损，气血阴阳衰败，瘀浊之邪内盛，最终导致心脑血管疾病等致命并发症。

病案1

陈某某，男，64岁，离退人员，四川达州人，2018年05月29日初诊。

主诉：口干、多饮12年余，反复双下肢水肿2年。

病史：12余年前患者无明显诱因出现口干，多饮，无消谷善饥，无皮肤瘙痒，无晕厥、黑矇、跛行，体重无变化，在四川省人民医院查血糖最高达20 mmol/L。住院后予胰岛素治疗，出院后口服降糖药。8年前在糖尿病专科医院改用甘舒霖控制血糖，血糖控制不佳。2年前，患者出现双下肢轻度水肿，在我科住院，诊断为"2型糖尿病，糖尿病肾病，糖尿病周围神经病变，高血压病2级，心肌缺血"，予安博维、络合喜降压，血压控制可，诺和灵30R控制血糖，早上22U，晚上20U，血糖控制尚可。此后，多次在我院门诊查尿蛋白（++）~（+++），今日在我院门诊查尿常规示尿蛋白（+++）。入院症见神疲乏力，口干，五心烦热，恶心，腰膝酸软，双下肢轻度水肿，泡沫尿，小便可，大便干，2天1次。舌质红，苔黄，脉弦。

辅助检查：尿生化结果示尿微量白蛋白907 mg/L、尿微量白蛋白/尿肌酐142.09 mg/mmol。尿沉渣检查示尿蛋白（++）。肾功能检查示血肌酐

190 μmol/L。24 小时尿蛋白定量为 2570 mg。

西医诊断：2 型糖尿病，糖尿病肾病，糖尿病周围神经病变。

中医诊断：消渴，肾病。

辨证：阴虚热盛夹瘀。

治法：养阴清热，通络活血。

方药：

生地黄 20 g	麦冬 15 g	生黄芪 20 g	粉葛根 20 g
天花粉 30 g	山茱萸 20 g	桂枝 15 g	白芍 15 g
僵蚕 15 g	蚕沙 15 g	玉竹 15 g	鸡血藤 15 g
瓦楞子 15 g	莪术 15 g	知母 15 g	

煎服法：水煎服，日 1 剂，共 12 剂。

二诊：2018 年 6 月 10 日。疲倦乏力、口干、烦热、恶心、酸软之症皆有好转，双下肢水肿减轻。复查尿生化示尿微量白蛋白 526 mg/L，尿微量白蛋白/尿肌酐 109.2 mg/mmol。尿沉渣检查示尿蛋白（＋）。肾功能检查示血肌酐 168 μmol/L。24 小时尿蛋白定量 1756 mg。

方药：

生地黄 15 g	麦冬 15 g	牡丹皮 15 g	生黄芪 30 g
知母 30 g	粉葛 20 g	天花粉 30 g	玉竹 15 g
川芎 15 g	山药 15 g	北五味 15 g	山茱萸 20 g
茯苓 15 g	泽泻 15 g		

煎服法：水煎服，日 1 剂，共 12 剂。

三诊：2018 年 6 月 24 日。双下肢无明显水肿，余未诉特殊不适。复查尿生化示尿微量白蛋白 226 mg/L，尿微量白蛋白/尿肌酐 86.6 mg/mmol。尿沉渣分析示尿蛋白（＋）。肾功能检查示血肌酐 140.6 μmol/L。24 小时尿蛋白定量为 1176.6 mg。效不更方，守上方继续服用 8 剂。

随访：1 个月后电话随访，诸症均明显好转，尿沉渣检查示尿蛋白（±）。肾功能检查示血肌酐 108.6 μmol/L。

【按语】糖尿病肾病是在糖尿病的重要并发症，属于中医学消渴、肾病之范畴。刘完素在《三消论》中指出消渴的病机特征为："消渴之病者，本寒湿之阴气极衰，燥热之阳气太盛。"《黄帝内经》奇病论曰："此肥美之所发也，此人必数食甘美而多肥也，肥者令人内热，甘者令人满，故其气上溢，转为消渴。"说明了阴虚燥热是消渴的基础病机。患者素体阴虚，或五志化火、饮食不节、辛劳体衰、精血耗伤，均可致阴精亏损，燥热内生。阴虚与燥热往往互为因果，形成恶性循环，终发为消渴。消渴迁延不愈，阴虚燥热日久，则变生他病。如阴虚燥热，损伤血络而成瘀血；或脾虚湿困运化失常，不能升清而精微下注，湿浊中阻；肾阴亏损，气血耗伤，气虚不能推动血脉，导致湿瘀互结。若病程久延，内有肾失封藏，精气下泄，精微外漏，肾络瘀阻，外有水肿肤痒，面黄乏力，尿少尿闭，诸证峰起，形成糖尿病肾病。治疗宜养阴清热，通络活血。方中生地、黄芪、生地、麦冬共为君药，黄芪益气补虚扶正，还可消肿利水，生地养阴生津，清热化燥，麦冬润肺养阴，益胃生津，三者相须为用，共奏养阴清热，益气生津之效。粉葛、天花粉、玉竹、知母四药合用助君药生津清热之功，白芍、山茱萸，助君药补血养阴之效，兼有固精缩尿以减精微外泄，以上六药共为臣药。佐以僵蚕、蚕沙、鸡血藤、瓦楞子、莪术破气行血，通络疏经，除经脉之瘀血。全方在药物选择上，寒凉中带温补，行血中带补血，滋补而不滋腻。服药后患者尿蛋白减轻，疲倦乏力、口干、烦热、恶心、酸软之证皆有好转，双下肢水肿减轻。调整用药，加用茯苓、泽泻、山药、牡丹皮，合前方之山茱萸、生地黄，构成六味地黄丸处方，以生津养血，补益肝肾。三诊患者尿蛋白较前继续下降，诸证较前明显好转。整个治疗紧抓阴虚内热之本虚和瘀血阻滞之标实，养阴清热，通络活血贯穿始终。

病案2

代某某，女，68岁，离退人员，四川资阳人，2020年2月16日初诊。

主诉：口干、多饮18年余，发现尿蛋白、血肌酐异常10年余。

病史：患者18年前就医后诊断为糖尿病，予以胰岛素治疗（具体不详）。10年前发现尿蛋白、血肌酐升高，伴肢体瘙痒，视物模糊；后反复于当地医院及成都军区总医院等住院治疗，诊断为"糖尿病肾病，糖尿病周围神经病变，糖尿病视网膜病变"，目前口服缬沙坦、非布司他、胰激肽原酶、甲钴胺、金水宝、非诺贝特、阿司匹林肠溶片等药，及诺和灵30R控制血糖。2天前，患者于当地医院查见血肌酐 211 μmol/L，糖化血红蛋白 7.4%，入院症见患者神清，精神尚可，疲倦乏力，足底麻木，右侧明显，眼干，视物模糊，五心烦热，口渴多饮，小便频多，起夜 4~5 次，无尿急、尿痛，无双下肢水肿，纳眠可，大便干结，每日 1 次。舌质红，苔薄黄，脉细弦。

辅助检查：尿生化结果示尿微量白蛋白 747 mg/L，尿微量白蛋白/尿肌酐 68.25 mg/mmol。尿沉渣检查示尿蛋白（++）。肾功能检查示血肌酐 144.8 μmol/L。24 小时尿蛋白定量 1126 mg。

西医诊断：2 型糖尿病，糖尿病肾病，糖尿病周围神经病变，糖尿病视网膜病变。

中医诊断：消渴，肾病。

辨证：肝肾阴虚夹湿浊。

治法：滋养肝肾，化湿泄浊。

方药：

黄芪 20 g	熟地黄 20 g	盐桑螵蛸 15 g	炒金樱子肉 15 g
白术 15 g	盐益智仁 15 g	烫水蛭 10 g	菟丝子 15 g
山茱萸 15 g	牡丹皮 15 g	泽泻 15 g	芡实 15 g
酒川芎 15 g	薏苡仁 20 g	茯苓 15 g	甘草 5 g

煎服法：水煎服，每日 1 剂，共 8 剂。

二诊：2020 年 2 月 26 日。患者诉疲倦乏力、五心烦热、口渴多饮好转，时有头昏。复查尿生化结果示尿微量白蛋白 406 mg/L，尿微量白蛋白/尿肌酐 46.2 mg/mmol。尿沉渣检查分析示尿蛋白（+）。肾功能检查示血肌酐 109 μmol/L。24 小时尿蛋白定量为 783 g。

方药：

黄芪 20 g	天麻 20 g	钩藤 15 g	炒蔓荆子 15 g
烫水蛭 10 g	丹参 15 g	山茱萸 15 g	熟地黄 15 g
紫苏叶 15 g	酒川芎 15 g	薏苡仁 20 g	醋延胡索 15 g
淫羊藿 15 g			

煎服法：水煎服，每日 1 剂，共 8 剂。

三诊：2020 年 3 月 8 日。患者诉疲倦乏力、五心烦热、口渴多饮、头昏明显好转，视物模糊、足底麻木减轻，余未诉特殊不适。复查尿生化结果示尿微量白蛋白236 mg/L，尿微量白蛋白/尿肌酐36.6 mg/mmol。尿沉渣分析示尿蛋白（+）。肾功能检查示血肌酐102.6 μmol/L。24 小时尿蛋白定量602.6 mg。

方药：

黄芪20 g	熟地黄20 g	盐桑螵蛸15 g	炒金樱子肉15 g
白术15 g	益智仁15 g	烫水蛭10 g	菟丝子15 g
山茱萸15 g	牡丹皮15 g	酒川芎15 g	甘草5 g

水煎服，每日1剂，共8剂。

随访：2月后电话随访，患者诸症均消失，尿沉渣分析示尿蛋白（±）。肾功能检查示血肌酐98.6 μmol/L。

【按语】中医认为肾主藏精，《黄帝内经》云："肾者，精之处也……受五脏六腑之精而藏之。"张仲景在《伤寒论》指出："厥阴之为病消渴……"肝五行属木，木曰曲直，肝主疏泄，肾五行属水，水曰润下，肾主藏精。消渴日久，耗气伤津，肾体受损，水不涵木，导致肝肾俱虚，肝肾阴虚是糖尿病肾病重要的病因病机。故治疗宜滋补肝肾，化湿泄浊。处方以黄芪、熟地黄、盐桑螵蛸、白术、菟丝子、山茱萸、茯苓、牡丹皮、泽泻、酒川芎、薏苡仁等药物为主，其中黄芪益气扶正，抵御外邪；熟地黄养阴补血，补肝肾而滋化源；盐桑螵蛸、炒金樱子肉、盐益智仁温肾助阳，固精缩尿；白术、茯苓、泽泻、薏苡仁除湿健脾，化湿泄浊；芡实收敛固涩；川芎、牡丹皮、烫水蛭活血化瘀通络；菟丝子、山茱萸、甘草扶正固本。以上诸药，共奏滋补肝肾、化湿泄浊之效。现代药理研究证明：黄芪具有提高血浆蛋白水平、降低尿蛋白、改善脂质代谢紊乱、保护肾脏功能的作用；山茱萸可增强免疫力，降低尿蛋白；川芎、牡丹皮、烫水蛭可改善血液循环，舒张血管，抑制血栓形成，还可增强纤维蛋白溶解活性，调节免疫功能。二诊时患者诉头昏，内热之证好转，考虑患者头昏是阴血不足所致，故继续予以熟地黄、黄芪、山茱萸等益气扶正，养阴补血；加用天麻、钩藤、蔓荆子止晕定眩，清利头目；紫苏叶、延胡索、川芎、烫水蛭、丹参等药行气定眩，活血通络；淫羊藿补肾助阳。以上诸药，共奏补益肝肾，行气定眩之效。三诊时患者诸证皆有好转，尿蛋白下降明显，遂予以首诊处方调整后继续服用。

病案3

冯某，女，52岁，工人，四川遂宁人，2021年11月6日初诊。

主诉：发现尿蛋白1+年，疲倦乏力3天。

病史：入院前1+年，患者体检时查尿常规示尿蛋白（+++）、尿隐血（±）、葡萄糖（±），血生化结果示尿酸478.85 μmol/L、葡萄糖14.09 mmol/L、糖化血红蛋白8%，无肢体水肿、肉眼血尿，无腰痛、尿频、尿急、尿痛。半年天前患者出现疲倦乏力，无肢体水肿，无肉眼血尿，无气紧、喘息，无恶心、呕吐。于我院住院治疗，考虑诊断为2型糖尿病伴有多个并发症、糖尿病肾病2期、糖尿病视网膜病变（右Ⅰ期，左Ⅱ期）、高尿酸血症、颈动脉粥样硬化症、慢性支气管炎。3天前患者再次无明显诱因出现疲倦乏力不适，伴双下肢凹陷性水肿。现为求进一步中西医结合治疗，遂来我院。入院症见：神清，精神一般，疲倦乏力，腰膝酸软，双下肢凹陷性水肿，五心烦热，口干，无肉眼血尿，无发热、畏寒，无皮疹、关节痛。大便干结，纳眠可，舌质淡，少津，苔白腻，脉细弦。

辅助检查：尿生化结果示尿微量白蛋白627 mg/L，尿微量白蛋白/尿肌酐504.28 mg/mmol。尿沉渣检查示尿蛋白（++），葡萄糖（++++）。

西医诊断：2型糖尿病，糖尿病肾病2期，糖尿病视网膜病变（右Ⅰ期，左Ⅱ期）。

中医诊断：消渴，肾病。

辨证：气阴两虚夹湿热。

治法：益气养阴，清利湿热。

方药：

黄芪30 g	太子参30 g	生地黄15 g	山茱萸15 g
山药15 g	红景天15 g	制黄精15 g	灵芝15 g
牡丹皮15 g	酒川芎15 g	烫水蛭10 g	泽泻15 g
金银花15 g	白花蛇舌草15 g	茯苓15 g	紫花地丁15 g

煎服法：水煎服，每日1剂，共12剂。

另加院内制剂韦贯利肾合剂，每次20 mL，每日3次，共10瓶。

二诊：2021年11月20日。疲倦乏力，腰膝酸软，双下肢水肿好转，自诉时有咳嗽、咯痰。大便正常，纳眠可，舌质淡，边有瘀点，苔白，脉弦。复查尿生化结果示尿微量白蛋白 316 mg/L，尿微量白蛋白/尿肌酐 204.5 mg/mmol。尿沉渣检查示尿蛋白（+），葡萄糖（+++）。

方药：

红景天 15 g	制黄精 15 g	灵芝 15 g	绞股蓝 15 g
黄芩 15 g	栀子 15 g	金银花 15 g	地龙 15 g
连翘 15 g	白花蛇舌草 15 g	虎杖 15 g	僵蚕 15 g
仙鹤草 15 g	浙贝母 15 g		

煎服法：水煎服，每日 1 剂，共 12 剂。

另加院内制剂韦贯利肾合剂，每次 20 mL，每日 3 次，共 10 瓶。

三诊：2021 年 12 月 4 日。双下肢水肿明显好转，余未诉特殊不适。复查尿生化结果示尿微量白蛋白 108 mg/L，尿微量白蛋白/尿肌酐 64.7 mg/mmol。尿沉渣检查尿蛋白（+），葡萄糖（++）。

方药：

太子参 20 g	黄芪 15 g	制黄精 15 g	灵芝 15 g
牡丹皮 15 g	酒山茱萸 15 g	山药 15 g	茯苓 15 g
天葵子 15 g	全蝎 5 g	盐杜仲 15 g	蜜远志 15 g

随访：2 月后电话随访，患者诸症均消失。尿沉渣检查示尿蛋白（±），葡萄糖（+）。

【按语】糖尿病肾病归属于中医学消渴范畴，属本虚标实之证。《临证指南》曰："心境愁郁，内火自燃，乃消症大病。"该患者糖尿病病久，气阴两虚夹湿热，湿热化燥，耗气伤津，则气短懒言，倦怠乏力；中气既馁，脾阴亦伤，故咽干口燥，口渴喜饮，五心烦热，心悸失眠。舌红少津，脉细数或细弦脉。治应以益气养阴、清利湿热为原则，方用参芪地黄汤加减，方中生黄芪益气固表，减原方中大补元气的人参，加养阴润肺清补之品太子参，达到补而不腻的效果，两者共为君药。生地黄养阴生津，山药益气养阴、固肾益精，山茱萸温补肾阳，制黄精、灵芝益气养阴，清热生津，六药共为臣药，有清补结合之效，补肾润肺，共调水之上下源。牡丹皮、川芎、烫水蛭活血化瘀通络，泽泻、茯苓利水消肿，外加白花蛇舌草清标实之热，以上诸药共为佐使药。全方合用，共奏益气养阴、清热利湿、活血通络之功。二诊患者疲倦乏力，腰膝酸软，双下肢水肿好转，自诉时有咳嗽、咯痰，舌质淡，边有瘀点，苔白，脉弦。可见患者本虚之证好转，标实之证更甚，遂加用黄芩、栀子、连翘、虎杖清热泻火；浙贝母清热利湿、化痰解毒；仙鹤草解毒补虚，绞股蓝化痰止咳益气，僵蚕通络活血；保留红景天、制黄精、灵芝益气养津，以上诸药，共奏清热、益气、化痰之功。以清为主，清补结合，体现了急则治其标的治疗思想。三诊时患者诸证皆明显好转，继续使用参芪地黄汤加减，以补气养阴为主，加以杜仲补肝肾、强筋骨，远志交通心肾，安神益智。诸药共奏，补益肺肾，益气养阴之功效，体现了缓则治其本的治疗思想。整个治疗过程，抓住了气阴两虚这个根本矛盾，益气养阴贯穿始终，随证加以清热泻火、利湿化痰、活血通络之品。

病案 4

何某某，男，66岁，离退人员，四川眉山人，2018年12月17日初诊。

主诉：发现血糖升高14年，双下肢水肿3年，头晕头痛1小时。

病史：患者14年前于外院体检发现血糖升高，随机血糖11 mmol/L，次日查空腹血糖8.5 mmol/L，诊断为"2型糖尿病"，间断服用二甲双胍缓释片，皮下注射甘舒霖控制血糖，血糖控制不佳，餐前血糖9~11 mmol/L，餐后血糖12~14 mmol/L。3年前，患者无明显诱因出现双下肢轻度水肿，偶有头晕头痛，无颜面水肿，无恶寒发热、恶心呕吐、腹痛、腹胀、尿频、尿急、尿痛等不适，患者遂至眉山市人民医院就诊，查血肌酐187.1 μmol/L，尿微量白蛋白为237 mg/L，头颅CT提示腔隙性脑梗死，余结果不详，予罗格列酮、瑞格列奈、优泌林控制血糖及降压，对症治疗后好转出院。此后于眉山市中医院复查，结果示尿蛋白（+++），尿隐血（±），24小时尿蛋白定量1983 mg。未予系统治疗。1小时前，患者无明显诱因出现头晕头痛，伴心累气促，无恶心呕吐、恶寒发热、尿频、尿急、尿痛等不适，患者遂至我院急诊就诊，测血压200/110 mmHg，以"高血压、2型糖尿病糖尿病肾病"收入我科。入院症见患者神清，精神不佳，疲倦乏力，腰膝酸软，头昏头痛，心累气紧，双下肢水肿，口干，微汗直流，恶心，纳眠一般，小便量少，泡沫多，大便不成形。舌质瘀暗，边有瘀点，苔白腻，脉细弦。

辅助检查：尿生化结果示尿微量白蛋白917 mg/L、尿微量白蛋白/尿肌酐204.87 mg/mmol。尿沉渣分析示尿蛋白（++）。肾功示尿肌酐13.48 mmol/L、血肌酐247.3 μmol/L。24小时尿蛋白定量1165 mg。

西医诊断：2 型糖尿病，糖尿病肾病，慢性肾功能衰竭。

中医诊断：消渴肾病。

辨证：阴阳两虚夹瘀证。

治法：益气活血，养阴助阳。

方药：

黄芪 40 g	桃仁 15 g	红花 15 g	丹参 15 g
地龙 15 g	烫水蛭 9 g	当归 20 g	川芎 15 g
薤白 15 g	白术 15 g	附片 10 g	赤芍 15 g
茯苓 15 g	熟地黄 15 g	山药 15 g	

煎服法：水煎服，日 1 剂，共 12 剂。

二诊：2016 年 6 月 8 日。疲倦乏力、腰膝酸软症状好转，双下肢时感麻木及瘙痒减轻。复查尿生化结果示尿微量白蛋白 568 mg/L、尿微量白蛋白/尿肌酐 154.5 mg/mmol。尿沉渣分析示尿蛋白（＋）。肾功能检查示尿肌酐 10.05 mmol/L、血肌酐 162.3 μmol/L。24 小时尿蛋白定量 782.8 mg。效不更方，守上方继续服用 10 剂。

随访：1 个月后电话随访，患者诸症消退，尿沉渣分析示尿蛋白（±）。肾功能检查示血肌酐 139.3 μmol/L。

【按语】糖尿病肾病基本病机为本虚标实、虚实夹杂，本虚主要定位于脾、肾，标实则指瘀血、痰湿、热毒、水湿等。瘀血阻滞是贯穿疾病始终的关键病机，也是其各个时期共同的病理产物，同时和痰湿密切相关。《医贯》云："痰也，血也，水也，一物也。"说明痰瘀同源而同治。《素问·调经论》曰："孙络水溢则有留血。"血水相通，水湿停聚，阻滞气机，气滞而瘀。湿热黏滞缠绵，易与瘀血胶结，如丹溪云："湿热熏蒸而为瘀。"吴巍教授指出：糖尿病肾病血瘀形成主要有以下几点。①气为血之帅，消渴日久，气阴耗伤，气虚不能推动血行，血行不畅则瘀；②病患情志不遂，怒则伤肝，肝失调达，导致气郁，气停则血停，产生瘀象；③阴虚生内热，有伤津液，津液匮乏，不能载血运行，出现瘀象；④阳虚致瘀。消渴日久不愈，阴阳转换，阴虚转阳，阳虚则寒，寒则凝滞，主收引，故致血瘀；⑤久病入里，瘀象显现，血脉瘀阻。气为血之帅，气阴耗伤，气虚不能推动血行则为糖尿病肾病瘀血形成的始动因素及关键病机。该患者消渴日久，阴阳两虚，气虚血瘀，瘀血阻络。疲倦乏力，头昏头痛，心累气紧，微汗直流，舌质瘀暗，脉细弦等症候，皆为气虚血瘀之象。治疗宜以益气活血为主，方用补阳还五汤合金匮肾气丸加减。方中黄芪补益元气，补气行血，去瘀通络；当归、烫水蛭活血通络，行血而不伤血；赤芍、川芎、桃仁、红花、丹参活血祛瘀；地龙通经活络，力专善走；薤白行气通阳以助活血；白术健脾益气；附片、山药、熟地黄等养阴温阳。以上诸药，以益气活血而消瘀血之标实为主，共奏益气活血，养阴助阳之功。糖尿病肾病为日久阴损及阳所致，瘀血是疾病发展过程中的重要产物及关键病机。治疗时应分清本虚与标实，理清主要矛盾和次要矛盾，以免延误病情。

病案5

何某，男，24岁，2016年05月25日初诊。

主诉：口干多饮10余年，发现蛋白尿2年，肾功能异常1年。

病史：患者10年前出现口干多饮，多尿，未到医院检查及治疗。2年前，患者无明显诱因出现双眼视力下降，在成都市第三人民医院住院，查血糖及血压均升高，尿蛋白（+），肾功能正常。随后患者转至四川大学华西医院行眼科手术治疗，诊断为"1型糖尿病，糖尿病肾病，糖尿病周围神经病变，双眼糖尿病视网膜病变，高血压病3级（极高危）"，予以眼部手术及降压、降糖等对症治疗。1年前，患者出现肾功能异常，血肌酐升高至195 μmol/L，在四川省中医院服用中药治疗。5天前，患者在外院查肾功能示血肌酐224 μmol/L，为进一步治疗，今日门诊以"糖尿病，慢性肾功能衰竭"收入院。现症见疲倦乏力，腰膝酸软，视力欠佳，双下肢时感麻木及瘙痒，纳眠正常，二便调，体重未见明显变化。

辅助检查：尿生化结果示尿微量白蛋白917 mg/L、尿微量白蛋白/尿肌酐204.87 mg/mmol。尿沉渣检查示尿蛋白（++）。肾功能检查示尿肌酐13.48 mmol/L、血肌酐247.3 μmol/L。24小时尿蛋白定量为1165 mg。

西医诊断：2型糖尿病，糖尿病肾病，慢性肾功能衰竭。

中医诊断：消渴，肾病。

辨证：阴虚热盛血瘀证。

治法：益气活血，养阴清热。

方药：补阳还五汤加减。

黄芪 40 g	桃仁 15 g	红花 15 g	丹参 15 g
地龙 10 g	当归 15 g	赤芍 15 g	生地黄 15 g
烫水蛭 9 g	葛根 15 g	天花粉 15 g	枳壳 15 g
薤白 15 g			

煎服法：水煎服，日1剂，共8剂。

二诊：2016年6月2日。疲倦乏力、腰膝酸软症状明显减轻，余未诉特殊不适。复查尿生化结果示尿微量白蛋白322 mg/L、尿微量白蛋白/尿肌酐105.6 mg/mmol。尿沉渣检查示尿蛋白（+）。肾功能检查示尿肌酐8.67 mmol/L、血肌酐140.6 μmol/L。24小时尿蛋白定量为576.4 mg。效不更方，守上方继续服用8剂。

随访：2月后电话随访，患者诸症消退，尿沉渣分析示尿蛋白（±）。

【按语】糖尿病肾病为本虚标实之证，与单纯的消渴有所不同，糖尿病肾病是在阴虚燥热的基础上，因虚致实，形成湿浊瘀血，又因湿、瘀等病理产物导致五脏受损，累及肾脏而成本病，故阴虚燥热即是糖尿病的基本病机，瘀血则是重要病理产物及加重因素。《黄帝内经》云："血和，则经脉流行。"《证治准绳·杂病》云："治肤胀、鼓胀者，先泻其胀之血络，后调其经，刺去其血络也……盖气停与血相搏，故血凝于络，气凝于经，而生水液为胀，皆先泻其胀之血络，刺去其血，而复调其经也。"吴巍教授指出：血瘀闭阻肾络、郁而化热，相互胶结共为标实，因虚致实、由实致虚，久瘀必损肾络，终致肾络失养、肾元亏虚，是本病进展的缘由。气血阻滞，终损阴阳，终至阴阳两虚至危重症候。治疗必以活血通经、祛瘀通络为治疗目标。通过活血祛瘀药物之方法使肾络通畅，气为血之帅，加用益气药物而气旺血行，不留瘀滞。瘀闭得以祛散自有气血和畅，经络不滞，正气亦得以匡扶，使气血通达，解除肾络瘀阻之标。治疗宜益气活血，养阴清热，方用补阳还五汤加减。方中黄芪补益元气，祛瘀通络，为君药。当归、丹参、赤芍活血化瘀，疏经通络；生地黄、葛根、天花粉养阴生津，清热除烦，以上六药共为臣药。地龙、水蛭通经活络，力专善走，以行药力；枳壳、薤白行气通滞，以助气通血行，则瘀血自除。以上诸药，共奏益气行气、活血疏经、养阴生津、清热除烦之功效。

病案6

黄某某，男，52 岁，2022 年 12 月 7 日初诊。

主诉：发现血糖升高 17+年，下肢水肿、麻木 10 天。

病史：入院前 17+年，患者在当地医院检查发现血糖升高（具体不详），诊断为"2 型糖尿病"，长期口服降糖药控制血糖（具体不详），血糖控制不理想。5+年前于我院肾病科住院治疗，明确诊断为"2 型糖尿病、糖尿病肾病、慢性肾功能衰竭（失代偿期）"，予以甲强龙冲击治疗，强的松+环孢素霉软胶囊抑制免疫，予降压、降糖、改善循环、利尿消肿、抗凝、抗感染等治疗，经治疗，患者病情好转出院。10 天前，患者无明显诱因出现尿频，双下肢轻度水肿及麻木。入院症见患者神志清楚，疲倦乏力，畏寒肢冷，双下肢轻度凹陷性水肿伴麻木，尿频，小便清长，伴泡沫，恶心欲呕，胸闷，头昏重，纳差，无血尿，无腰痛，大便不成形，舌淡，苔白腻，边有瘀点，脉沉细。

辅助检查：尿沉渣检查示尿蛋白（++++），葡萄糖（+），红细胞 18.6/μL。24 小时尿蛋白定量为 5297 mg。

西医诊断：2 型糖尿病，糖尿病肾病。

中医诊断：消渴，肾病。

辨证：阴阳两虚夹瘀。

治法：滋阴补阳，益气活血。

方药：

白附片 20 g	黄芪 30 g	太子参 20 g	肉桂 15 g
熟地黄 15 g	山茱萸肉 15 g	牡丹皮 15 g	盐泽泻 15 g
山药 15 g	茯苓 15 g	烫水蛭 10 g	酒川芎 15 g
盐杜仲 15 g			

煎服法：水煎服，每日 1 剂，共 8 剂。

配合胰岛素控制血糖，以及西医对症支持治疗。

二诊：2022 年 12 月 16 日。疲倦乏力、畏寒肢冷好转，小便泡沫较少，双下肢轻度凹陷性水肿伴麻木，大便正常。舌淡，苔白，边有瘀点，脉沉细。复查尿沉渣检查示尿蛋白（+++），葡萄糖（+）。24 小时尿蛋白定量为 3685 mg。

方药：

茯苓皮 15 g	盐泽泻 15 g	猪苓 15 g	白附片 20 g
黄芪 30 g	太子参 20 g	肉桂 15 g	熟地黄 15 g
山茱萸肉 15 g	牡丹皮 15 g	燀桃仁 15 g	红花 15 g
酒川芎 15 g	烫水蛭 10 g	大腹皮 15 g	僵蚕 15 g

煎服法：水煎服，每日 1 剂，共 14 剂。

三诊：2023 年 1 月 3 日。双下肢轻度凹陷性水肿伴麻木明显好转，余未诉特殊不适。复查尿沉渣检查示尿蛋白（+++），葡萄糖（+）。24 小时尿蛋白定量为 3031 mg。以上方药续服 14 剂。

随访：2 月后电话随访，患者诸症消退，尿沉渣检查示尿蛋白（+），葡萄糖（+）。

【按语】中医古籍中并无以"糖尿病肾病"作为疾病名称的相关记载，消渴病程较长，疾病后期所出现的"肾消尿浊""水肿吐逆"等表现与糖尿病肾病的临床表现和发生发展比较相似。《圣济总录》载"消渴……久则渗漏脂膏，脱耗精液，下流胞中，与水液混浊，随小便利下膏凝"，明确说明糖尿病肾病是因糖尿病病久才出现，所以"久病"成为糖尿病肾病出现的重要因素。正常人的饮食，通过脾胃的运化转输，输注于各脏腑，如若长期饮食不节，脾胃正常运化转输功能受损，运化输布失职，致食积化热，灼伤津液。当脾胃损伤，后天之精化生不足，加之先天之精匮乏，则使肾失封藏，精微丢失，并产生湿浊、瘀血等病理产物，而致糖尿病肾病的形成。糖尿病肾病的发病按照阴虚燥热—气阴两虚—阴阳两虚这一规律发展，在此基础上伴有瘀浊内阻、痰瘀互结是导致糖尿病肾病发生、发展的重要因素。糖尿病肾病日久，阴损及阳或后天之精化生不足，可导致阴阳两虚。疾病至此，气血阴阳俱伤，多脏受损，肾失所司，肾元虚衰，血脉不畅，三焦不通，气机升降失职，水湿浊毒内蕴，容易出现多种危候。元阳亏虚，温煦无能，可见面色㿠白，畏寒肢冷；阴精亏损，阴虚燥热，则见夜间口干喜饮，颧红，腰膝酸软，形体消瘦，夜尿频数；水湿内壅，则见周身浮肿，或上扰心胸，可见胸前闷痛；痰浊上扰清窍或清窍失养则可见于神志不清，甚则语言謇涩、偏身不利。治疗时宜滋阴补阳，益气活血，方用金匮肾气丸加减。药方中熟地黄、附片、肉桂、黄芪、太子参养阴补阳，益气补血，共为君药；山药、山茱萸肉，补益肝脾肾的同时，可涩精固脱，减少精微外泄，川芎、水蛭、牡丹皮活血化瘀，通络凉血；杜仲补益肝肾；茯苓、泽泻，利水渗湿、健脾宁心。上述药方联合应用可获得滋阴益精、温阳补气及活血化瘀等效果。二诊时尿蛋白下降明显，仍可见肢体水肿及麻木，水瘀互结，经脉不通，遂处方中加用猪苓、茯苓皮、大腹皮等利水消肿，并予以僵蚕、桃仁、红花，合用前方之烫水蛭、黄芪、太子参等药益气活血，疏经通络。阴阳两虚是糖尿病肾病日久阴损及阳所致，病理过程中水、痰、瘀既是病理产物，又是病情发展与加重因素。治疗时除滋阴补阳外，瘀血、痰浊必须考虑，甚至在某些情况下是急需解决的主要矛盾。

病案7

黄某某，女，59岁，2016年10月8日初诊。

主诉：查见蛋白尿2月余。

病史：入院2月余，患者在成都市第三人民医院查尿常规提示尿蛋白（+++），诊断为"糖尿病肾病"，给予口服宝肾康，症状有所缓解，1天前患者在我院门诊查尿沉渣检查示尿蛋白（+++），手工蛋白定性（++++），尿生化检查示尿微量白蛋白325 mg/L，转铁蛋白125 mg/L。入院症见患者精神一般，疲倦乏力，头晕，腰膝酸软，心累气紧，五心烦热，无双下肢水肿，无发热恶寒，不伴腰痛，饮食睡眠正常，二便调。舌红，苔薄白，边有瘀点，脉沉细。

辅助检查：尿生化示尿微量白蛋白467 mg/L、尿微量白蛋白/尿肌酐比312.56 mg/mmol。尿沉渣分析示尿蛋白（++），葡萄糖（+）。

西医诊断：2型糖尿病，糖尿病肾病。

中医诊断：消渴肾病。

辨证：气阴两虚夹瘀。

治法：益气养阴，活血通络。

方药：

党参20 g	太子参15 g	黄芪20 g	制黄精15 g
泽泻15 g	山茱萸肉15 g	牡丹皮15 g	茯苓15 g
盐车前仁15 g	炙甘草10 g	丹参15 g	半枝莲15 g

鱼腥草 20 g　　　桃仁 10 g　　　红花 10 g　　　烫水蛭 6 g

白术 10 g

煎服法：水煎服，每日 1 剂，共 12 剂。

二诊：2016 年 10 月 22 日。头昏、乏力症状消退，颜面部轻度浮肿。大便正常，纳眠可，舌红，边有瘀点，苔薄白，脉沉细。复查尿生化示尿微量白蛋白 224 mg/L、尿微量白蛋白/尿肌酐 106.5 mg/mmol。尿沉渣检查示尿蛋白（+）。

方药：

党参 20 g　　　制黄精 20 g　　　猪苓 15 g　　　桂枝 15 g

盐泽泻 15 g　　　泽兰 15 g　　　石韦 15 g　　　酒川芎 15 g

山茱萸肉 15 g　　牡丹皮 15 g　　盐车前子 15 g　　大腹皮 15 g

灵芝 15 g　　　红花 10 g　　　酒仙茅 15 g

煎服法：水煎服，每日 1 剂，共 6 剂。

三诊：2021 年 11 月 1 日。面部浮肿明显减轻，余未诉特殊不适。复查尿生化示尿微量白蛋白 184 mg/L、尿微量白蛋白/尿肌酐 80.36 mg/mmol。尿沉渣检查示尿蛋白（+）。效不更方，守上方继续服用 8 剂。

随访：1 个月后电话随访，患者诸症消退，尿沉渣检查示尿蛋白（±）。

【按语】阴虚燥热是消渴的基本病机，糖尿病肾病早期是由阴虚燥热开始，耗气伤阴，灼津成痰，痰郁化火，脉络瘀阻，封藏失司，精微泄漏。痰瘀互结，脏腑气机受阻，阴虚燥热更甚，最终形成恶性循环。《景岳全书》言："五脏之伤，穷必及肾。"故肾元易损，肾不气化，封藏失司，脾土失养，脾不升清，脾不转输，亦使精微流失，水液内停，故现尿浊水肿，二脏失养，五脏难安。肾为先天之本，肾阴滋养脏腑及四肢百骸。脾为后天之本，脾土失养损及中焦，化源不足，纳运失司，热积内蕴，耗伤阴津。如此气耗、阴伤、液损渐致气阴两虚，日久阴损及阳则出现脾肾阳虚甚至阴阳两虚之变。由此可见气阴两虚为糖尿病肾病承上启下之阶段，前接阴虚燥热，后启阴阳两虚，为糖尿病肾病之关键病机，也是治疗的关键阶段。方中黄芪、太子参、党参、黄精共为君药，黄芪功善补气，为补气之长，益气补虚扶正，还可消肿利水；太子参生津润肺，有清补之效；党参益气健脾；黄精平补肺、脾、肾三脏，益肺脾之气，养肺肾之阴，四者相须共奏扶气益阴之效。《本草再新》云"治气虚肺燥，补脾土，消水肿化痰止渴"。山茱萸、牡丹皮、茯苓、泽泻为六味地黄丸去熟地黄、山药，存疏泄之性而去滋腻之虞，助君药扶气益阴之功；桃仁、红花、丹参行血活血；烫水蛭破血逐瘀通络，以上共为臣药。佐以车前子清热渗湿，半枝莲化瘀利尿，鱼腥草利尿通淋，三者合用，奏清热利水，化瘀通淋之效，畅水湿之出路，解瘀水之互结，炙甘草益气补虚，助君臣益气养阴之效。全方在药物选择上，寒性药物如丹参、泽泻，温性药如黄芪、山茱萸，确属"寒温并用"，药性平和，以免药性偏嗜，峻猛伤身。服药后患者尿蛋白好转，头昏、乏力症状消退，颜面部轻度浮肿。调整用药，加用桂枝、猪苓、白术，合前方之茯苓、泽泻，构成五苓散处方，加以大腹皮、泽兰、石韦、灵芝，共奏温阳化气，行水消肿化瘀之功。三诊患者尿蛋白较前继续下降，气阴亏耗及瘀血内停之象继续好转。整个治疗紧抓气阴亏耗之本虚和瘀血阻滞之标实，益气养阴、活血化瘀贯穿始终，随证加以利水消肿，清热渗湿之品，起到了很好的疗效。

病案 8

史某某，男，60 岁，2017 年 3 月 27 日初诊。

主诉：口干多饮 25 年余，泡沫尿 4 年，加重 1 年。

病史：入院 25 年前，患者无明显诱因出现口干多饮，无多尿，无明显消谷善饥，无视物模糊，无皮肤瘙痒，无晕厥、跛行，无颜面及四肢浮肿。在当地医院发现血糖升高，空腹血糖 6.8 mmol/L，餐后血糖 9 mmol/L，予以二甲双胍降糖（具体用量不详），诉血糖控制可。4 年前因解大量泡沫尿，无明显颜面、双眼睑及双下肢水肿，长期在我院门诊服用中药治疗。1 年前明显泡沫尿增多，夜尿频数，每晚 2~4 次，无视物模糊，无肉眼血尿，无恶心呕吐，无双下肢水肿。目前，患者至我院门诊就医，门诊以"2 型糖尿，病糖尿病肾病"收入院，入院症见患者精神可，口干、口苦，腰膝酸软，双目干涩，五心烦热，皮肤瘙痒，四肢肢端麻木，耳鸣，夜尿频数，无双下肢水肿。舌红，苔白，边有瘀点，脉细弦。

辅助检查：尿生化结果示尿微量白蛋白 1452 mg/L、尿微量白蛋白/尿肌酐比 684.35 mg/mmol。尿沉渣检查示尿蛋白（+++），葡萄糖（++）。24 小时尿蛋白定量为 1689 mg。

西医诊断：2 型糖尿病，糖尿病肾病。

中医诊断：消渴肾病。

辨证：肝肾阴虚夹瘀。

治法：滋养肝肾，养血活血。

方药：

当归 20 g	山茱萸肉 20 g	白芍 20 g	熟地黄 15 g
盐韭菜子 15 gg	炒金樱子肉 15 g	盐桑螵蛸 15 g	茯苓 15 g
盐杜仲 20 g	怀山药 15 g	泽泻 20 g	牡丹皮 15 g
柴胡 15 g	桃仁 15 g	红花 15 g	谷精草 20 g

煎服法：水煎服，每日 1 剂，共 14 剂。

二诊：2017 年 4 月 15 日。口干、口苦，纳差，烦热好转，大便正常。舌红，苔黄，边有瘀点，脉细滑。复查尿生化，结果示尿微量白蛋白 864 mg/L、尿微量白蛋白/尿肌酐 423.5 mg/mmol。尿沉渣检查示尿蛋白（++），葡萄糖（+）。

方药：

当归 20 g	山茱萸肉 20 g	白芍 20 g	炒金樱子肉 15 g
盐桑螵蛸 15 g	茯苓 15 g	泽泻 20 g	牡丹皮 15 g
黄柏 15 g	女贞子 15 g	淡竹叶 15 g	墨旱莲 15 g
生地黄 15 g	桃仁 15 g	红花 15 g	

煎服法：水煎服，每日 1 剂，共 14 剂。

三诊：2017 年 4 月 30 日。烦热、口干、口苦、腰膝酸软、双目干涩、纳差明显减轻，余未诉特殊不适。复查尿生化，结果示尿微量白蛋白 443 mg/L、尿微量白蛋白/尿肌酐 221.5 mg/mmol。尿沉渣检查示尿蛋白（++），葡萄糖（+）。效不更方，守上方继续服用 8 剂。

随访：1 个月后电话随访，诸症消退，尿沉渣检查示尿蛋白（+），葡萄糖（+）。

【按语】糖尿病肾病发病病机中，肾虚是非常重要的组成部分，肾虚的本质是肾的精气不足，是肾脏病发病的病理学基础。《景岳全书》云："虚邪之至，害归少阴"，久病及肾，肾病多虚，肾虚是糖尿病肾病发生的内在基础。糖尿病肾病患者长期存在蛋白尿，当责之于"肾气不足，精关不固，闭藏失职，精气外泄"。蛋白质属精，精血同源，精亏血少，终致气血精皆虚，精竭阳衰而表现为全身浮肿或不肿、腰酸腰痛、手足心热、口咽干燥、脱发、尿血、舌质偏红、少苔、脉沉细数等肝肾阴虚夹瘀证。方用归芍地黄汤加减，该方是根据经典古方六味地黄汤加减而成，包括地黄、山药、山茱萸、茯苓、当归、白芍、泽泻、牡丹皮等中药。该方中白芍、当归、地黄为君药，是补益肝肾的要药，具有滋阴养血、补精益髓之效。臣药选择养血护肝、补血活血之品，山药益肾涩精，山茱萸温补肝肾，盐桑螵蛸、盐杜仲、炒金樱子肉补益肝肾，固精缩尿，四药可协助地黄滋阴养血的功效，并有收敛固缩，防止精微外泄之功。佐以牡丹皮、柴胡、谷精草清肝疏肝，避免山茱萸温补过度；桃仁、红花活血通络，助君药臣药养血而不留瘀；泽泻清泄肾浊，削弱地黄的滋腻；茯苓渗湿健脾，疏通山药所致的壅滞。诸药合用，共奏养血护肝、滋阴养肾之效，养血而不滞血，补益而不滋腻。二诊时患者口干、纳差、苔黄，虚热之象更甚，遂调整处方，加用二至丸、女贞子、墨旱莲养肝肾清虚热，生地黄替代熟地黄，合用淡竹叶以养阴生津，同时去除山药、盐韭菜子、杜仲等滋腻温热之品以助生津清热养阴。现代药理学表明，牡丹皮所含的丹皮多酚可降低肿瘤坏死因子-α、白细胞介素-6等炎性因子水平，且能抑制中性粒细胞在肾脏组织中的浸润，有助于保护肾脏；地黄中的三萜类化合物具有降低甘油三酯、低密度脂蛋白胆固醇的作用；山药可提高机体合成肌糖原、肝糖原的能力，有助于促使机体正常分泌胰岛素，有助于降低血糖水平。

病案9

杨某某，男，55岁，2020年5月13日初诊。

主诉：口渴多饮10余年，双下肢水肿2月。

病史：10年前患者无明显诱因出现口干多饮，就诊发现空腹血糖升高（具体不详），小便正常，诊断为"2型糖尿病"，先后予二甲双胍、糖适平等口服，血糖控制不佳，后使用胰岛素诺和灵30R，血糖控制在正常范围。2月前出现双下肢水肿，查小便发现蛋白尿，当地医院诊断为"糖尿病肾病"，服用呋塞米症状有所改善。今日来我院门诊就医，患者症见乏力，腰膝酸软，双下肢凹陷性水肿，畏寒肢冷，视力下降，视物模糊，大便稀溏，舌质淡，苔厚腻，脉沉细。

辅助检查：空腹血糖13.8mmol/L。尿生化结果示尿微量白蛋白2265 mg/L、尿微量白蛋白/尿肌酐827.64 mg/mmol。尿沉渣检查示尿蛋白（+++），葡萄糖（++）。24小时尿蛋白定量为1765 mg。

西医诊断：2型糖尿病，糖尿病肾病，肾性高血压。

中医诊断：消渴，肾病。

辨证：脾肾阳虚，浊毒内蕴。

治法：温肾健脾，利水化浊。

方药：金匮肾气丸合防己黄芪汤加减。

制附子20 g	肉桂10 g	熟地黄10 g	山茱萸10 g
泽泻10 g	怀牛膝10 g	炒白术10 g	牡丹皮10 g
山药15 g	茯苓皮15 g	车前子15 g	黄芪30 g
猪苓15 g			

煎服法：水煎服，每日1剂，共8剂。

同时，辅以胰岛素进行降糖治疗。

二诊：2020年5月21日。双下肢水肿好转，乏力减轻，大便正常。舌质淡，苔腻，脉沉细。复查尿生化示尿微量白蛋白1664 mg/L、尿微量白蛋白/尿肌酐664.5 mg/mmol。尿沉渣检查示尿蛋白（+++），葡萄糖（+）。效不更方，守上方继续服用10剂。服上方后乏力、腰膝酸软、畏寒肢冷症状消退，浮肿渐退。

随访：续用本方调治1个月，浮肿全消。长期予以金匮肾气丸加减治疗同时辅以胰岛素，水肿未再发作，血糖控制平稳。

【按语】糖尿病属于中医学中消渴范畴。患者消渴日久，燥热伤津，肾阴耗伤，阴损及阳，肾阳虚衰，气化失职，致水液输布失常，水湿内生，停聚于上则颜面浮肿，停聚于下则足肿。《素问·灵兰秘典论》云："膀胱者，州都之官，津液藏焉，气化则能出矣。"肾阳虚衰，膀胱气化不利，故小便短少；命门火衰，脾阳衰惫，运化失司，胃失和降，故恶心欲吐；舌、脉亦为脾肾阳衰、水湿不化之症。予金匮肾气丸合防己黄芪汤加减治疗。该方中，熟地黄、山茱萸、山药、茯苓皮、泽泻、牡丹皮以滋补肾阴；肉桂、制附子温补肾阳，可补水中之火和温肾中阳气；用茯苓皮代替茯苓，以利水消肿；怀牛膝滋补肝肾；车前子利水消肿；防己苦泄辛散以除湿消肿；黄芪健脾补肺，固表行水；炒白术健脾燥湿。诸药合用，标本兼治，使脾气得健，水湿得除。

病案 10

张某某，男，69 岁，农民，四川自贡人，2018 年 5 月 20 日初诊。

主诉：反复口渴多饮 16 年，双下肢水肿半年。

病史：16 年前患者无明显诱因出现口渴、饮水多，经检查发现空腹血糖升高（具体不详），小便正常，血压正常，诊断为"2 型糖尿病"，先后予二甲双胍、格列本脲、糖适平等口服，血糖控制不佳，后使用胰岛素诺和灵 30R，血糖控制在正常范围。9 年前患者感头晕，伴双下肢水肿，当地医院测血压升高，收缩压在 150~160mmHg，查小便发现尿蛋白，当地医院诊断为"糖尿病肾病"，予以对症降压治疗，服用利尿剂症状有所改善。2 月前患者出现视力下降、眼花，在四川大学华西医院做眼底检查示"糖尿病眼底病变"。今日来我院门诊就医，症见疲倦乏力，视力下降，眼花，潮热盗汗，双下肢凹陷性水肿，五心烦热，大便干结，纳差。舌质红，苔薄黄，边有瘀点，脉沉细。

辅助检查：空腹血糖 15.8 mmol/L。尿生化示尿微量白蛋白 1124 mg/L、尿微量白蛋白/尿肌酐 267.25 mg/mmol。尿沉渣检查示尿蛋白（+++）。肾功能检查示血肌酐 152.8 μmol/L。24 小时尿蛋白定量为 1844 mg。

西医诊断：2 型糖尿病，糖尿病肾病，肾性高血压。

中医诊断：消渴，肾病。

辨证：气阴两虚夹瘀。

治法：益气养阴，化瘀通络。

方药：二至丸合参苓白术散加减。

墨旱莲 20 g	女贞子 15 g	杜仲 15 g	太子参 20 g
黄芪 15 g	山药 20 g	白术 15 g	茯苓 15 g
薏苡仁 15 g	桔梗 15 g	三七 5 g	烫水蛭 8 g
仙鹤草 15 g	僵蚕 8 g		

煎服法：8 剂，水煎服，每日 1 剂。

同时，辅以胰岛素等对症治疗。

二诊：2018 年 6 月 2 日。腰膝酸软，畏寒肢冷、乏力减轻，大便正常。舌质淡，苔腻，脉沉细。复查尿生化示尿微量白蛋白 801 mg/L、尿微量白蛋白/尿肌酐 134.5 mg/mmol。尿沉渣检查示尿蛋白（++），葡萄糖（+）。

方药：

生地黄 15 g	山茱萸 15 g	泽泻 15 g	汉防己 15 g
炒白术 15 g	牡丹皮 15 g	山药 15 g	茯苓皮 15 g
猪苓 15 g	黄芪 30 g	鸡血藤 15 g	益母草 15 g
烫水蛭 10 g	薏苡仁 10 g。		

煎服法：8 剂，水煎服，每日 1 剂。

三诊：2018 年 6 月 12 日。服上方后乏力、腰膝酸软、畏寒肢冷症状消退，下肢水肿消退。复查尿生化示尿微量白蛋白 304 mg/L、尿微量白蛋白/尿肌酐 91.5 mg/mmol。尿沉渣检查示尿蛋白（+），葡萄糖（+）。效不更方，服上方后乏力减轻，恶心呕吐消失，小便已畅，浮肿渐退，方药中病，续用本方调治 2 个月，浮肿全消。空腹血糖 7.2 mmol/L，血浆白蛋白 32 g/L。

随访：长期予以金匮肾气丸加减治疗同时辅以胰岛素，水肿未再发作，血糖控制平稳。

【按语】糖尿病属于中医学中消渴范畴。《圣济总录》载"消渴病久，肾气受伤……为水肿"，患者消渴日久，燥热伤津，肾阴耗伤，气化失职，致水液输布失常，水湿内生。本病病位在脾、肾两脏，病机为本虚标实，以气血阴阳及心脾肾脏亏虚为本，以水饮、痰湿、瘀毒为标。其中瘀血贯穿糖尿病肾病始末，符合中医学"久病入肾""久病必瘀"之理论。治疗宜益气养阴，化瘀通络，方用二至丸合参苓白术散加减。太子参、黄芪共为君药，太子参养阴益气生津；黄芪益气摄血，升阳举陷；墨旱莲滋肝补肾、凉血止血；女贞子滋补肾阴、强壮腰膝；四药共奏益气养阴，滋补肝肾之功。白术、茯苓、山药共为臣药，桔梗、薏苡仁调畅气机，可益气健脾，利湿化浊，补而不滞。佐以三七、烫水蛭、仙鹤草、僵蚕活血化瘀，疏经通络；杜仲补益肝肾、强筋健骨。经治疗后患者阴虚之象明显减少，调整方药加强益气利水、活血疏经之效。

第二章　吴巍教授常用中药探讨

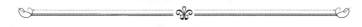

1. 黄芪：黄芪味甘，性微温。归脾、肺经。功效为补气升阳，益卫固表，利水消肿，托疮生肌。治疗慢性肾小球肾炎用补脾益气药应首选黄芪。究其原理是黄芪乃补气之良药，而且善入脾经，故黄芪应能大补脾气。在补脾益气的基础上黄芪又兼有以下功效。①利尿消肿，可去慢性肾小球肾炎的水湿之邪，如《医学衷中参西录》中对黄芪的描述："小便不利而肿胀者，可用之以利小便。"②改善尿蛋白。现代医学认为，慢性肾小球肾炎是以蛋白质丢失为主要病理改变的肾脏疾病，所以改善尿蛋白对于治疗慢性肾小球肾炎至为关键，不容忽视。黄芪具有良好的改善尿蛋白作用，其应用要注意两点，一是应该在辨证施治的处方中加以用之，如果脱离辨证施治这一基础，疗效多不理想；二是用量一般主张不应低于 30 g，始易建功，亦有人用至 70 ~ 100 g，疗效显著。③增强免疫力，慢性肾小球肾炎免疫力低下，卫外不固，极易感受外邪。在临床中发现，有相当一些慢性肾小球肾炎患者病情已很稳定，但是因为感冒使病情复发，所以预防感冒颇为重要。预防感冒的最佳途径是增强免疫力，黄芪能显著增强机体的免疫力，可减少慢性肾小球肾炎患者感冒的发病次数，进而降低慢性肾小球肾炎的复发率，对于慢性肾小球肾炎具有积极的治疗意义。

2. 水蛭：水蛭，《中国药典》（2020 年版）一部中记载其功效为："破血通经，逐瘀消癥。用于血瘀经闭，癥瘕痞块，中风偏瘫，跌扑损伤。"研究表明，水蛭主含蛋白质，另有水蛭素、肝素、抗血栓素及组织胺样物质。其水煎剂有较强的抗凝血作用，能显著延长纤维蛋白的凝聚时间；对血小板聚集有明显的抑制作用，能抑制大鼠体内血栓形成，对弥漫性血管内凝血有很好的治疗作用。

此外，水蛭水煎剂对肾缺血有明显保护作用，能降低血清尿素氮、血肌酐水平，对血清肿瘤坏死因子水平的升高有明显的改善作用。现代临床常单用或配入复方治疗冠心病、心绞痛、高血脂、高血压、肝硬化、肾病及真性红细胞增多症等，尤其在防治心脑血管疾病和抗癌方面有特效。

《医学衷中参西录》谓其"在破血药中功列第一"；《本草汇言》言其"逐恶血、瘀血之要药"，称其"仲景方入大黄蛰虫丸而治干血、骨蒸、皮肤甲错、咳嗽成劳者……入抵挡汤、丸而治伤寒小腹硬满，小便自利，发狂而属蓄血证者"。张仲景用水蛭每与虻虫、桃仁、大黄同用，如《本草经疏》云"其功用与虻虫相似，故仲景方中往往与之并行"；《绛雪园古方选注》释"水蛭能引领桃仁攻血，大黄下热，破无情之血结"。可见，张仲景用水蛭，皆取其破血逐瘀之功。

3. 熟地黄：味甘，性微温。归肝、肾经。功效为补血滋阴，益精填髓。在所有的滋补肾阴药物中，以熟地黄的药理作用最为显著。如《医学衷中参西录》中对熟地黄的评价："其性微温，甘而不苦，为滋阴补肾主药。治阴虚发热，阴虚不纳气作喘，劳瘵咳嗽，肾虚不能漉水，小便短少，积成水肿，以及各脏腑阴分虚损者，熟地黄皆能补之。"故治疗慢性肾小球肾炎亦常首选之以滋补肾阴。由于慢性肾小球肾炎多水湿之邪为患，而熟地黄性较滋腻，关于在其滋补肾阴的同时能否助湿留邪，《本草新编》对此解说甚为明了："或疑熟地腻滞，补阴过多，终有相碍，未可单用一味以取胜，然前人亦有用一味以成功者何也？愚谓熟地单用以出奇，实偶然权宜之法，不若佐之他味，使两味以建功之更胜。如治心肾之亏也，加入龙眼肉；如肝肾之亏也，加入白芍；如治肺肾之亏也，加入麦冬；如治脾肾之亏也，加入人参，或加白芍。即无腻膈，更多捷效，是在人之权变耳。"现代药理实验证明，熟地黄有改善肾功能作用。

熟地黄用于慢性肾小球肾炎的途径较为单纯，一般只用于肝肾阴虚，湿热内留证型。如症见眼睑及颜面浮肿，眩晕耳鸣，面热潮红，腰膝酸软，心烦失眠，口燥咽干，男子遗精滑精，女子月经不调，小便黄而浑浊，舌质偏红，舌苔薄少或黄腻，脉沉细数，可主用熟地黄伍以生地黄、龟甲、山药、枸杞子、山茱萸、白芍、白花蛇舌草、金银花、茯苓、车前子、泽泻、薏苡仁、白茅根、甘草诸药组方施治。肝肾阴虚，阴不敛阳，肝阳易亢，所以在慢性肾小球肾炎肝肾阴虚，湿热内留证型中常易出现高血压一症。其时，可在所用的方剂中加入钩藤、菊花、石决明等平肝潜阳之品以降血压。熟地黄的另一用途，则是辅佐补益肾阳药以治肾阳虚湿滞的慢性肾小球肾炎证型，意在滋补阴精化肾气，补阴以助阳也。熟地黄滋补肾阴之功固巨，然药性滋腻，每恐助水生湿，若与砂仁、陈皮等芳香行气醒胃之品同用，可免此弊。熟地黄常用的滋补肾阴辅助药物有生地黄、龟甲、山药、枸杞子、山茱萸、何首乌、桑寄生、女贞子、墨旱莲等。

4. 白花蛇舌草：慢性肾小球肾炎清热解毒应以白花蛇舌草为首选。白花蛇舌草味苦性寒，具有良好的清热解毒之功。由于尿蛋白是慢性肾小球肾炎病机变化关键的一环，所以，治疗慢性肾小球肾炎的很多药物亦围绕着消除尿蛋白而用。祝谌予吸收其他医家经验，总结了白花蛇舌草在治疗蛋白尿中的配伍药对："白花蛇舌草控制尿蛋白是学习别人的经验，我吸收过来的。别人用白花蛇舌草能够治肾炎的尿蛋白。那么我吸收别人的这个经验，然后再加上补肾的川续断，控制尿蛋白比较好，然后一定要加大黄芪用量，尿蛋白慢慢就减低了。"综如上述，慢性肾小球肾炎用白花蛇舌草既能清热解毒，又能消除尿蛋白，其一药而二用，较之单纯只能清热解毒者尤为对证。现代药理实验证明，白花蛇舌草具有抗炎作用。

尿液混浊是慢性肾小球肾炎湿热蕴结证型的辨证要点，因为慢性肾小球肾炎之热毒源于湿热，如尹国有等认为，湿热深伏于肾与膀胱，损伤肾功能，是慢性肾炎的发病前提和基础，湿热久蕴往往有热毒的性质。所以不论治疗慢性肾小球肾炎的任何证型，只要在临床表现中兼夹有湿热症象，其显著标志是尿液浑浊，就预示可能有热毒存在，即可在辨证用药的处方中掺入白花蛇舌草一药。近年来有人认为，湿热贯穿于慢性肾炎的始终，没有湿热就没有慢性肾炎。基于这一观点，白花蛇舌草又可以无须辨证地加入到治疗慢性肾小球肾炎所有的用方之中。朱宗元还提出，慢性肾炎病程发展过程中，常因各种感染原因而使病情反复甚至恶化，使病情缠绵难愈，而其首次发病亦多因各种感染因素而引起。因此，各种感染因素即是慢性肾炎发生的病因，也是病情发展的催化剂。所以，在治疗过程中针对感染因素的治疗可以起到清源截流的作用，减少病情的反复。如果在慢性肾小球肾炎的病程中出现以下几种感染性疾病时，亦应重视白花蛇舌草等清热解毒药物的应用：一是咽炎，二是生殖系统感染，三是胃肠道炎症，四是皮肤感染，五是上呼吸道感染。

5. 附子：附子主入肾经，大辛大热，其温补肾阳之功颇著，是治疗慢性肾小球肾炎的关键药物。正如《本草求真》所说："附子专入命门，味辛大热，纯阳有毒，其性走而不守。好古曰：其性走而不守，非若干姜止而不行。通行十二经，无所不至，为补先天命门真火第一要剂。"查阅历代本草典籍还发现，附子在大补肾阳的同时，尚有三种药理作用可以为治疗慢性肾小球肾炎所用：利湿一也，如《长沙药解》"附子暖水燥土，泄湿除寒"；散寒二也，如《医说》"附子温肾经散寒；"温脾三也，如《医学启源》描述其能"温暖脾胃"。其利湿即是利水，功可直消慢性肾小球肾炎之浮肿；阳虚则生寒，寒为阴邪，易伤阳气，散寒可使寒不害阳，则肾阳康复较易；所谓温脾则土健，土能制水，亦是慢性肾小球肾炎消肿之一途。现代药理实验证明，附子具有激活肾小球细胞提高免疫功能的作用。

附子主用于肾阳虚湿滞的慢性肾小球肾炎证型。如症见周身浮肿，腰以下为甚，按之凹陷不起，心悸气促，腰部冷痛身重，尿量减少或增多，神疲，肢冷畏寒，面色灰滞或㿠白，舌质淡体胖，边有齿痕，舌苔白，脉沉细或沉迟无力，可用附子伍以肉桂、淫羊藿、菟丝子、仙茅、巴戟天、杜仲、熟地黄、黄芪、白术、茯苓、车前子、泽泻、陈皮、甘草诸药组方施治。综合杜雨茂、朱宗元、尹国有等诸多学者经验，用附子治疗慢性肾小球肾炎尚有三宜二不宜可以参考应用：一宜，对于许多慢性肾小球肾炎患者，若惧怕附子毒性而在方中弃之不用，则疗效大多不佳，甚至久治无效，因此，无论是何种类型的浮肿，只要患者热象不甚明显，均宜大胆遣用附子以温阳利水。二宜，肾阳虚且浮肿较重者，不可轻量使用附子，用量过轻，则药力发挥于上焦，宜量大力沉，才能力达下焦而专治慢性肾小球肾炎一病。三宜，对于慢性肾小球肾炎有肾功能损害的患者，宜注意在辨证施治的处方中加用附子一药，以振奋肾中阳气，激活肾小球细胞，恢复肾功能。一不宜，肾恶燥，非水湿盛时，不宜过用附子，以免过燥伤肾。二不宜，对于肾阴虚浮肿，可以在大堆的滋补肾阴药物中伍以附子，使肾阴虚者得之可阳中求阴，阴易速复，但用量不宜过大。

附子常用的补益肾阳辅助药物有肉桂、淫羊藿、菟丝子、仙茅、巴戟天、杜仲、补骨脂、续断、锁阳、肉苁蓉、葫芦巴等。

6. 白茅根：白茅根味甘，性寒。归肺、胃、膀胱经。功效为凉血止血，清热利尿。现代学者普遍认为，早期膀胱实热累及于肾是慢性肾小球肾炎发生血尿的病理基础。白茅根主入膀胱经，既能凉血止血，又能清热利尿，导热下行，故对于慢性肾小球肾炎血尿之证型颇为适宜。正如杜雨茂所说："由于白茅根甘淡微寒，清热而不碍胃，止血而不留瘀，利尿消肿而不伤阴，故慢性肾炎水肿伴血尿者用之最为对症，值得推广应用。"现代药理实验证明，白茅根具有止血作用，可缩短出血及凝血时间。

慢性肾小球肾炎应用白茅根并无针对性的主治证型，只为止血而用。即不论慢性肾小球肾炎的任何证型，只要肉眼或镜检中出现血尿一症，就可以用白茅根以止之。由于白茅根只能通过止血以治血尿之标，而不能治疗导致血尿之本源，所以，白茅根的应用必须建立在治血尿之本药物的基础之上。标本兼治，才能取得良好的效果，而且疗效也常易持久。如因热而尿血，白茅根应与清热解毒药合用；如因脾气亏虚而尿血，白茅根应与补脾益气药合用；如因血瘀而尿血，白茅根应与活血化瘀药合用。近年来普遍认为，热邪是导致慢性肾小球肾炎尿血最基本的致病之邪。慢性肾小球肾炎参有热邪性质的有湿热蕴结证型，肝肾阴虚者亦多夹湿热为患，因此上述两类证型最常用及白茅根一药。但用量不宜太轻，一般在30 g左右，最易建功。慢性肾小球肾炎止血，一般多选用白茅根之干品；若湿郁化热较甚，可用鲜茅根；若尿中血多，可选茅根炭。白茅根常用的止血辅助药物有大蓟、小蓟、生地黄炭、墨旱莲、侧柏叶、地榆等。

7. 全蝎：全蝎味辛，性平，有毒。归肝、肾经。功效为息风止痉，攻毒散结，通络止痛。肾病活血化瘀，历来多以全蝎、蜈蚣为主。究其原理，盖因其药属毒物，又为血肉有情之体，所以止痉的药理作用较之同类诸药，药力颇为强胜，其药力强胜，奏效亦捷。全蝎入肾经，《本草备要》中道："色青属木，故治诸风眩掉，皆属肝木。"

全蝎与蜈蚣治疗肾炎肾衰药理作用及应用途径非常一致。近代以来，很多医家常将二者相须为用，效果尤佳。如《医学衷中参西录》认为全蝎："色青，味咸，性微温。善入肝经，搜风发汗。治痉抽掣，中风口眼歪斜，或周身麻痹，其性虽毒，转善解毒，消除一切疮疡，为蜈蚣之伍药，其力相得益彰也。"

全蝎常配伍的活血药物有蜈蚣、地龙、僵蚕等。

8. 金樱子：中医理论认为，慢性肾小球肾炎出现尿蛋白，应使用固涩药以止之。金樱子所以为其中首选者，是因为固涩药物非酸即涩，酸能收敛，涩能固脱，二者取一，即可固涩。金樱子酸涩兼备，故其固涩尿中蛋白质，防其下漏之效颇为显著。现代药理实验证明，金樱子具有收敛作用。

金樱子只为治疗慢性肾小球肾炎尿中蛋白而用，即慢性肾小球肾炎各类证型中的尿蛋白皆可通过金樱子固涩以止之。但其应用要注意以下两点：①对于湿热较盛者，应慎用或少用金樱子等固涩药，以防其敛邪之弊。②对于脾肾亏虚者，用金樱子固涩以止尿中蛋白最为适宜，但其终属治标之品，所以其应用应建立在补脾益肾等治本药物的基础之上。在临床中还发现，慢性肾小球肾炎血尿用止血药久治乏效，如果适当地在其用方中参入金樱子一药，常能明显增强所用方剂的治疗效果。

金樱子常用的固涩辅助药物有桑螵蛸、芡实、五味子、覆盆子、龙骨、牡蛎等。

9. 山药：慢性肾炎补脾益气首选山药。首先，因山药颇具补脾益气之功。如《药品化义》认为："取其甘则补阳，以能补中益气，温养肌肉，为肺脾二脏要药。"其次，由于湿热之邪贯穿于慢性肾炎一病的始终，所以即使在脾气受损的病理阶段，亦每有湿热残留为患。山药甘平，不但补脾益气作用良好，而且不温不燥，无助湿热之弊，诚为对证之良药也。现代药理实验证明，山药对动物实验性脾虚有治疗作用。而且在人患慢性肾功能不全之前，能够延缓甚至逆转肾功能损害的进程。

因为山药与黄芪皆属治疗肾盂肾炎补脾益气的关键用药，所以二者的应用途径亦极为相同。不同的是，山药较之黄芪药性更为平和。正如《本草求真》一书所说："不似黄芪性温能补肺阳，白术苦燥能补脾阳也。"因此对于湿热尚盛但脾气已伤的肾盂肾炎证型，如需补益脾气，用之尤为适宜而无助热之弊。如果慢性肾炎日久不愈，常易脾肾并损，其时，则补脾益气用山药较之黄芪更为适宜，盖山药补脾兼能益肾，一药二用，而黄芪只能补脾也。山药药力和缓，补而不骤，故应用宜大量方显其效，如《药品化义》："性缓力微，剂宜倍用。"还有医家认为山药补气健脾宜炒，养阴润燥宜用生品，但《医学衷中参西录》

认为山药"不可炒用，以其含蛋白质甚多，炒之则其蛋白质焦枯，服之无效"。

山药常用的补脾益气辅助药物还有黄芪、党参、人参、白术、太子参、黄精、莲子肉等。

10. 菟丝子：中医理论认为，慢性肾炎肾阳亏虚则下元不固，其补益肾阳应以菟丝子为关键用药。《本草经疏》认为菟丝子"暖而能补肾中阳气"。而且补益肾阳之功良佳，故《本经逢原》以"此补脾、肾、肝三经要药"。《本草求真》还认为菟丝子擅长"止遗固脱"，上述二效合一，致使菟丝子的药理作用颇对肾阳虚之证型。现代药理实验证明，菟丝子水煎液给由药物造成阳虚的试验雄鼠灌胃，可显著增加肾阳虚雄鼠体重、肾重、胸腺重、白细胞、红细胞、血红蛋白数及超氧化物歧化酶活力。

菟丝子主要用于慢性肾炎后期出现的肾阳虚证型。如症见反复发作，腰酸膝软，尿频清长，面色㿠白无华，面浮肢紧，或畏寒怯冷，四肢不温，舌质淡，舌苔白，脉沉细，可主用菟丝子伍以杜仲、续断、沙苑子、补骨脂、覆盆子、益智仁、淫羊藿、生地黄、黄芪、山药、党参、芡实、龙骨、牡蛎、甘草诸药组方施治。如兼有湿热余邪，加黄柏、车前子。慢性肾炎是一种病程较长的疾患，时发时愈，有时虽然病症明显缓解，但并不意味疾病的痊愈。所以，治疗慢性肾炎即使临床无体征可循，仍应坚持服用一段时间补益性质的方剂，对于防止病情复发具有重要意义。由于肾炎病位在肾，其补益方剂中用菟丝子为主药最为适宜。

菟丝子常用的补益肾阳辅助药物有杜仲、续断、沙苑子、补骨脂、覆盆子、益智仁、淫羊藿、巴戟天、鹿角霜、肉桂、附子等。

11. 何首乌、淫羊藿：肾为水火并居之脏，肾病见阴虚者，多因热毒之邪久留不去，伤及肾阴，加之肾失封藏，精微下注流失而至，或先天阴虚体质患病者，何首乌善于滋补肾阴，填精补血，可与女贞子，墨旱莲伍用，无恋湿之弊。临床所见阳虚比较多见，此证多因肾阴亏损，无以化气而至，肾体阴而用阳，只助其阳，不滋其阴，可能会伤其阴，故治疗当阴阳双补，肾阴充足，肾阳蒸动，阴精自能化气而阳出有根，命门之火可以久燃，肾之功能从而改善，补阳吴巍教授喜用淫羊藿，因其还可以益精，若阳虚明显，伴水肿，方可加附子等大热之品，补阴补阳要根据病情而定，调节双方的剂量及配伍即可。

12. 蝉蜕，连翘： 肾病的首发多与外感有关，外邪入里，深伏于肾，最后导致湿热毒瘀胶结难去，正气不足，又每因复感而发作，从而进一步加重。扶正很重要，但祛邪也很重要，吴巍教授喜欢用此二药清解毒邪，蝉蜕善于散风热，抗过敏，对控制病情进展意义很大，连翘善于解温毒，又能散结消肿，故多用之。

13. 益母草： 有些疾病见水肿，以利水治疗无效时，用活血方法多可以见效，所谓血不利，则为水，此病有肾损伤，肾络瘀血明显，可发生水肿，益母草可以活血以利水。对有高血压者，它可以使上冒之水湿下行，从而降血压，即使是阴虚阳亢高血压，益母草也能使其降压，活血一般多与地龙为伍，还能改善肾病的血液高凝状态。吴巍教授一般以大剂量用之，效果极好。

14. 血余炭： 脾虚不统血，可见尿血，肾络受损亦可见尿血，对止血药的选择，吴巍教授喜欢用血余炭，此药活血止血，有止血不留瘀的优点，又能养阴利尿，故用之，临证也多与三七等药相伍。

15. 五味子： 肾虚失封藏，精微下注，见尿蛋白，吴巍教授多用五味子补肾固摄，同时将金樱子、桑螵蛸与补脾肾药联用，多可以解决这一难题，因为有利湿药，故不会闭门留寇。此病的治疗一般是标本兼顾，在稳定期，以补脾肾为主，在发作期，此时湿热毒瘀邪甚，或兼外感，当祛邪为主。利湿药一般以茯苓、白茅根、玉米须为好，尽量不用木通等。

16. 土茯苓： 湿热温毒寝及于肾，此为首要病因，又因正气不足，导致正虚邪恋，祛邪吴巍教授首选土茯苓，此药擅长化湿毒，对淋症疗效较好，又可利尿。由于肾盂生理结构，导致病菌容易潜伏，土茯苓汤药可以冲洗局部，有利于痊愈。

17. 琥珀： 湿热蕴结于肾，气机不畅，气滞水停血瘀，又因正气不足，运血无力，从而加重瘀血形成，瘀血又可以加重病情，导致病情反复不愈。肾盂局部充血，变形，肾实质纤维化，都应属于瘀血范畴，琥珀善于活血通淋，与丹参、土鳖虫为伍，可以化瘀，改善肾血流量，促进炎症吸收，软化瘢痕组织，修复变形的肾盂。

18. 肉桂： 湿为阴邪，易伤阳气，尤以脾肾之阳为甚，阳虚不化水，则湿浊之邪积留肾与膀胱，从而病情顽固不愈。温阳吴巍教授喜用肉桂，温阳化湿功专力雄，另外补阳之法，吴巍教授通常都是阴阳双补，补阴可以使阴精充足，从而可以蒸化阳气，使阳出有根，此为阴阳互根也。此病急性发作，祛邪为主，缓解期以扶正为主，即使尿路刺激征完全缓解，仍需巩固治疗一月之久，同时辅以扶正方可有望根治，如果有血尿，高血压等，根据病性症候治其兼证即可，但总体思路不变。热毒之邪一般二花，鱼腥草、白花蛇舌草即可；若为顽毒，用苦参、蚤休、全蝎攻逐之；利湿有滑石、车前子等，需防利湿伤阴；苦寒药容易伤及脾胃，选加陈皮、白术预防；引经药牛膝不要忘了。此病复杂多变，后果较为严重，需要长期治疗，故用药不宜太重太偏，勿犯顾此失彼之忌。

　　肾病治疗的中药远远不止这些，这里分享的知识仅为抛砖引玉，如有不当之处，望大家讨论指正。吴巍教授认为，每个人都有自己不同的用药习惯，一旦养成这样的习惯，就不太容易改过来，其实用药如果能把它掌握到炉火纯青的地步的话，即使很平和的一味药也可以收到很好的效果，如果不是很熟悉那个药的话，即使是很名贵的药，也不一定能见到效果，这需要清楚地了解多大的剂量可以获取多大的效果，对什么症状会有多久可以见效，如果这一点心中有数了，基本就算了解这味药了。

第三章　吴巍教授临床验方研究

吴巍教授继承了父亲对免疫学和感染学独特中西医结合思想的影响，针对慢性肾病的发生、发展、转归，结合中医"顽症从痰""怪病多痰""久病入络"理论，创"消痰软坚""化瘀通络"的治疗思路，形成独特的"以活血化瘀为基础，辨证论治为原则"的治疗方案，从"水毒相攻""痰瘀互结""精竭阳衰"三大方面进行论治。结合自身临床经验在前期基础上优化、精炼了方药，扩大了疾病的适应范围。各型自拟经验方在多年临床使用中已累积数以千例的有效病例，并完成相应的实验室研究及临床试验的工作，其中部分经验方已申请专利，转化为院内制剂，获得广大临床患者的肯定。其辨证准确，分型精炼，疗效确切，对临床治疗难治性肾病有巨大的推广、发展价值。

木贼贯众煎（利肾口服液）

【证型】湿热内蕴证。

【功用】清热解毒，利湿益肾。

【方药】木贼、射干、莪术、贯众、鱼腥草、白花蛇舌草、半枝莲等。

【方解】慢性肾脏病病程沉长，水肿为患无不与水湿有关，水为无形之湿，湿为有形之水，湿性重浊黏滞，水湿内渍，水肿则起，水湿不去，水肿难消。久用激素必致电解质紊乱，可损真阴、抑真阳，水钠潴留，水湿无以宣行而内蕴。水湿属阴，最易伤人体阳气，阳气虚损更易感受外邪侵犯，更难化解水湿。内蕴久郁又酿湿热之证或外感风热邪毒，客于肾络伏而不泄。肾主封藏，精微下流蛋白难消，乃成难治性肾病第一大难点，故借吴鞠通上焦宣痹汤及程氏萆薢分清饮之义拟立"木贼贯众煎"。方中木贼为君药，滋补肝肾，具有散风热、解毒的功效。射干与莪术共为臣药，辅助君药加强清热解毒的功效。贯众、鱼腥草、白花蛇舌草清热解毒，且消痈排脓、利尿通淋，共为佐药。半枝莲主归肾经，有清热解毒、利尿的功效，为使药。方中诸药配伍达到清热解毒、利湿益肾的功效，通方外解风热之邪毒，内除湿热之水患，清热而不留瘀，多方兼顾，疗效显著。

临床适应证及现代药理学研究：该方主要用于难治性肾病综合征活动期或缓解期伴呼吸道上焦湿热感染者。现代研究表明，木贼有良好的利尿作用和降压作用。木贼在试管内对金黄色葡萄球菌、大肠杆菌、炭疽杆菌、乙型链球菌、白喉杆菌、绿脓杆菌、伤寒杆菌及痢疾杆菌等有不同程度的抑制作用。木贼所含的硅酸盐和鞣质有收敛作用，从而对于接触部位有消炎、止血作用。主治"气血凝滞，心腹胀痛，癥瘕，积聚，宿食不消，妇女血瘀经闭，跌打损伤作痛"，有行气解郁，破癖，止痛的功用。含姜黄酮，去氧姜黄二酮、姜黄素等。姜黄素类物质有抗炎、抗肿瘤、降血脂、抗氧化等作用，且毒性低。通过试验佐证，由木贼贯众煎化裁转化而来的院内制剂——利肾口服液具有利尿、减少尿蛋白、抗炎、抗菌的作用，同时能调节免疫功能，对难治性肾病的免疫、炎症，特别是病理环节均有抑制作用。特别是针对长期使用激素的患者，可显著减少其感染及病情反复的频率，可有效提高患者的病情缓解率，减少其复发频次。

消肿汤

【证型】水湿内渍证。

【功用】温化水湿，化痰逐瘀。

【方药】茯苓皮、泽泻、猪苓、白术、苍术、桂枝、葶苈子、车前子、薏苡仁、桃仁、红花、全蝎。

【方解】吴氏肾病理论认为"水湿""痰浊""瘀血"作为三大主要病理产物贯穿慢性肾脏病始终，而"痰瘀互结"则为其主要的病理基础长期存在。在疾病的任何阶段利湿不忘化痰，化痰不忘祛瘀，祛湿而不生痰瘀方为临床利水之目的。消肿汤由张仲景《伤寒论》中"五苓散"化裁而来，是膀胱气化不利之蓄水证的经典方剂。方中重用泽泻为君，取其甘淡性寒，直达肾与膀胱，利水渗湿；臣以茯苓皮、猪苓淡渗利水，增强利水渗湿之力。佐以二术健脾燥湿而运化水湿，又佐以桂枝，一药二用，既外解太阳之表证，又内助膀胱气化；加之葶苈子、车前子、薏苡仁行水消肿，健脾化湿；桃红、全蝎祛瘀化浊，全方共奏温化水湿，化痰逐瘀之功。

临床适应证及现代药理学研究：该方主要适用于由风邪袭表、外感水湿、饮食不节、久病劳倦等因素导致的水液潴留，泛溢肌肤，引起头面、眼睑、四肢、腹背甚至全身浮肿等为临床特征的病证。动物试验表明，五苓散可降低由腺嘌呤所致的慢性肾衰竭大鼠模型中24小时尿蛋白定量、血尿素氮及血肌酐指标，对动物肾脏组织结构损伤有改善作用。临床试验表明，五苓散合用活血化瘀类药物治疗糖尿病肾病患者，可有效改善血糖，减少尿蛋白，调节血脂。现代研究表明，方中以利湿为主的君药泽泻含有三萜、倍半萜、生物碱、脂肪酸等化学成分，其中三萜类化合物是泽泻的主要药效成分，其具有利尿、保肾、保肝、降血脂等多种功效。以活血逐瘀为主的水蛭为环节动物水蛭科蚂蟥、水蛭或柳叶蚂蟥的干燥体，其味辛咸、性平，具有破血通经、逐瘀消癥等功效。水蛭素是水蛭中主要具有代表性的活性物质，其能够减少肾小球内纤维蛋白相关抗原沉积，减轻肾小球系膜细胞增殖和肾小球硬化，减轻蛋白尿和低蛋白血症，改善肾功能，可通过降低肾组织 TGF-β_1 和 I 型胶原表达，抑制细胞外基质的过度积聚，改善局灶节段性肾小球硬化的病理进程。长期临床观察亦证实，由五苓散化裁而来的消肿方在治疗慢性肾脏病所导致的水肿比单用五苓散疗效确切，消肿方的治、法、方、药为临床提供了更多、更广的治疗思路。

消痰软坚胶囊

【证型】湿瘀互结证。

【功用】消痰软坚、破气逐瘀。

【方药】三棱、莪术、白芥子、瓦楞子、水蛭。

【方解】消痰软坚胶囊以"水病治血"为治疗核心，主要致力于打破"水湿""痰浊""瘀血"三种病理产物之间的恶性循环。方中三棱与莪术破血行气共为君药；王不留行活血通经为臣药，瓦楞子消痰化瘀、软坚散结，白芥子温通经络、利气豁痰共为佐药，加用水蛭为引，攻逐走窜，搜剔疏拔，直达病所。痰瘀者，阴邪之物也，阴邪者得温则散。诸药合用，组方精妙，共奏消痰化瘀、激浊扬清之功。

临床适应证及现代药理学研究：该方用于中西药久服无效，面红而晦，肌肤干涩，毛发枯焦，尿中蛋白质和红细胞均多，舌质紫暗、脉涩迟的痰湿互结证。方中三棱性平，味辛、苦；莪术性温，味辛、苦，二者同归于肝、脾经，均具有破血行气、消积止痛之功效。二者共用，具有降低尿蛋白、减轻血尿的作用，可减轻基底膜损伤程度。赵延栋等人临床观察显示，参芪地黄汤加用三棱、莪术治疗慢性肾脏病，可有效改善临床症状，延缓病情进展。现代药理学研究表明，单味中药莪术可减少尿微量白蛋白的排泄率，通过减少 $TGF-\beta_1$ 的表达，抑制肾纤维化因子的分泌，从而保护肾脏功能。水蛭性味咸苦平，入肾、膀胱经，逐瘀通经，破血而不伤新血。在一项消痰软坚方的病理学研究表明，消痰软坚方主要具有减少尿蛋白排出、调节血脂及改善肾脏微循环的功效，最终多途径参与下调 $TGF-\beta_1$、Smad3 水平，达到延缓肾脏纤维化进程的作用。在临床、科研的多方研究成果均指出，消痰软坚方不仅具有降低尿蛋白、血尿，改善血脂的临床疗效，同时还具有保护肾脏，延缓病程的重要作用。

地桂安肾合剂

【证型】元阳衰微证。

【功用】温补肾阳，固精补肾。

【方药】附子、桂枝、葫芦巴、淫羊藿、紫河车、桃仁、红花、桑螵蛸、补骨脂、芡实、金樱子、菟丝子、巴戟天、山茱萸、熟地黄、山药等。

【方解】该方提取《幼科发挥》"安肾丸"及《景岳全书》"右归丸"，两方精髓，以温补肾阳助命门之火，起温阳利水之功，命名为地桂安神合剂。方中附子最具补火助阳之效，但其性大辛大热，辅以桂枝，既可调和阴阳，又可增强其温阳之功效，紫河车补精益血，菟丝子、巴戟天补肾益精，温而不燥，菟丝子尚可固涩精微，补骨脂温补肝肾，桃仁、红花补血、活血，熟地黄、山药、芡实补精益髓健脾，山茱萸补肾涩精，桑螵蛸补肾助阳，固涩精气，诸药配伍，共具扶助肾阳、固摄精微之功效。

临床适应证及现代药理学研究：地桂安肾合剂主要适用于慢性肾脏病患者症见肾阳不足，命门火衰，腰膝酸冷，精神不振，怯寒畏冷，阳痿遗精，大便溏薄，尿频不清等。病理学报告提示，足突细胞不能维持正常的形态结构与功能导致其变形附着在肾小球基底膜上，从而导致蛋白尿的发生。结合中医学阴阳理论，有形之体属于阴，其正常的形态结构维持依赖于阳气的推动、温煦及固摄作用。研究表明，温阳固肾中药具有改善肾功能、抗氧化、抗炎等抗肾间质纤维化作用。药理学试验证实，附子对微小病变肾病作用的机制可能是阻断 Ang-Ⅱ 与受体的结合，降低其结合所产生的生物效应，降低 IL-2、TNF-α、$TGF-\beta_1$ 含量、血总胆固醇和低密度脂蛋白。熟地黄，味甘，性微温，归肝肾经，具有滋肾水、利血脉、补益真阴等功效。现代药理表明，其有效成分梓醇具有抗氧化、调节免疫、抑制炎症反应、抗细胞凋亡等药理作用。在长期的临床使用中，我们发现地桂安肾合剂可有效地改善患者的临床症状，降低疾病复发率。

贞杞滋肾合剂

【证型】精血衰竭证。

【功用】益气养血、填精补髓。

【方药】党参、黄芪、黄精、枸杞子、当归、熟地黄、山茱萸、制首乌、桑葚、鹿角胶、鸡血藤、益母草、女贞子、墨旱莲。

【方解】贞杞滋肾合剂与地桂安肾合剂一脉相承，方中党参、黄芪补益肺脾之气，熟地黄、鹿角胶、黄精补精益髓健脾，山茱萸、枸杞子、桑葚补肾涩精，当归、鸡血藤补血活血而不留瘀，制首乌补肝肾益精血，益母草利尿消肿、清热解毒，女贞子、墨旱莲补肾养肝，滋阴润燥，全方补而不滞，润而不燥，共奏益气养血、填精补髓之功。

临床适应证及现代药理学研究：临床中，部分慢性肾脏病患者会使用细胞毒性药物或免疫抑制剂进行治疗，在使用这些特殊药物的过程中可能出现如脱发、骨髓抑制、白细胞水平下降、性腺抑制等毒副作用，同时病程迁延，耗气伤阴，均属气血亏虚，精血匮竭，宜用益气养血、填精补髓的治法，吴巍教授自拟"贞杞滋肾合剂"甚为适用。中医学理论中提及"正气存内，邪不可干"，慢性疾病病程冗长，缠绵难遇，贞杞滋肾合剂既能补肾填精内养正气，又能防止细胞毒性药物的副作用发生，治疗已出现的部分不良反应，为服药患者带来了福音。方中黄芪性微温，味甘，归肺、脾经，具有健脾补中、升阳举陷、益卫固表、利尿、托毒生肌之功效。党参性平，味甘，归脾、肺经，有补脾肺气、补血、生津的功效。黄芪、党参为临床常用药对，具有补中益气、生津养血的作用。夏平等人的研究表明，"肾虚湿瘀"是中医肾病特有的概念，强调慢性肾病多由内伤所致，包括先天禀赋不足、饮食劳倦等内伤致虚，病位在肾，强调肾虚是肾脏病发病的根本，并提出"补气养血、化瘀温肾"作为各种肾炎的基本疗法，根据既往文献显示，黄芪作为补虚药的核心，常与党参、山药、当归相配伍，益气健脾养血。药效学研究证明，补虚类药物在临床中可起到增效减毒的作用，同时还可以显著减少蛋白尿。贞杞滋肾合剂充分利用了中医药的特点与优势，为临床患者提供了简便有效的治疗方案，弥补了现代医学的不足。

主要参考文献

[1] 杨珊. 利肾胶囊制备工艺及质量标准研究 [D]. 成都中医药大学，2013.

[2] 高学敏. 中药学 [M]. 北京：中国中医药出版社，2012.

[3] 刘真，陈虹林，吴巍，等. 利肾胶囊辅治难治性肾病综合征疗效观察 [J]. 实用中医药杂志，2022，38（1）：43-44.

[4] 贾晓波，康巧爱，赵丽萍. 五苓散对腺嘌呤致肾间质纤维化大鼠的影响 [J]. 中国药物与临床，2020，20（7）：1068-1071.

[5] 柏林，孙卓. 五苓散合血府逐瘀汤治疗糖尿病肾病的疗效探讨 [J]. 中医临床研究，2016，8（12）：58-59.

[6] 陈华. 泽泻抗肾纤维化的物质基础及其作用机制研究 [D]. 西北大学，2019.

[7] 史伟，谢永祥，孟立锋. 水蛭在慢性肾脏病中的研究与应用 [J]. 临床肾脏病杂志，2018，18（6）：324-327.

[8] 唐荣霜，石洲，李晋奇，等. 三棱莪术药对的研究进展 [J]. 实用医院临床杂志，2021，18（5）：226-229.

[9] 赵延栋，李夏玉，王云卿，等. 益气养阴活血祛瘀法治疗慢性肾脏病1~4期慢性肾功能不全临床研究 [J]. 新中医，2020，52（8）：97-99.

[10] 张丽敏，司远，张昱. 单味中药及有效成分防治肾脏纤维化的研究进展 [J]. 世界中西医结合杂志，2019，14（1）：142-148.

[11] 邓延莉，李宜为，许东贤，等. 益肾消结方对阿霉素肾病综合征大鼠 TGF-β1、SMAD3 表达的影响 [J]. 四川中医，2023，41（1）：47-52.

[12] 郭文岗. 右归丸加味治疗成人原发性微小病变肾病（非肾病型）疗效观察 [J]. 中医临床研究，2015，7（35）：10-11.

[13] 彭勃. 中医内科学 [M]. 北京：人民卫生出版社，2007.

[14] 王海燕. 肾脏病学 [M]. 北京：人民卫生出版社，2012.

[15] 陈叶香，许立，孙帅军，等. 右归丸干预肾间质纤维化的作用机制研

究［J］. 中药新药与临床药理，2016，27（1）：23-27.

［16］杨金凤，王长松，王媛媛，等. 附子对微小病变肾病大鼠的影响［J］. 辽宁中医杂志，2010，37（增刊）：247.

［17］谢永祥，龙春莉，陶志虎，等. 加味附子理中汤对慢性肾脏病 T 细胞亚群调节与 TGF-β_1 表达的影响［J］. 时珍国医国药，2012，23（6）：1398.

［18］Huang Y, Wu C, Liu Z, et al. Optimization on preparation conditions of Rehmannia glutinosa polysaccharide liposome and its immunological activity［J］. Carbohydr Polym. 2014 Apr 15；104：118-26.

［19］夏平，张露，刘琼，等. 基于"肾虚湿瘀"理论治疗慢性肾脏病的核心方药分析［J］. 世界科学技术-中医药现代化，2019，21（6）：1075-1084.

［20］Chen Y, Deng Y, Ni Z, et al. Efficacy and safety of traditional Chinese medicine（Shenqi particle）for patients with idiopathic membranous nephropathy：a multicenter randomized controlled clinical trial［J］. Am J Kidney Dis, 2013, 62（6）：1068-1076.

［21］Zhong Y, Deng Y, Chen Y, et al. Therapeutic use of traditional Chinese herbal medications for chronic kidney diseases［J］. Kidney Int. 2013, 84（6）：1108-1118.